居家健身防疫

世界冠军带你强身健体

江　山 主编

人民体育出版社

图书在版编目（CIP）数据

居家健身防疫：世界冠军带你强身健体 / 江山主编. -- 北京：人民体育出版社, 2020（2021.12重印）
ISBN 978-7-5009-5759-1

Ⅰ. ①居… Ⅱ. ①江… Ⅲ. ①日冕形病毒—病毒病—肺炎—预防(卫生)②健身运动 Ⅳ. ①R563.101 ②G883

中国版本图书馆CIP数据核字(2020)第024653号

*

人 民 体 育 出 版 社 出 版 发 行
北京中献拓方科技发展有限公司印刷
新 华 书 店 经 销

*

880×1230　32开本　3印张　55千字
2020年2月第1版　　2021年12月第2次印刷

*

ISBN 978-7-5009-5759-1
定价：18.00元

社址：北京市东城区体育馆路8号（天坛公园东门）
电话：67151482（发行部）　　邮编：100061
传真：67151483　　邮购：67118491
网址：www.sportspublish.cn
（购买本社图书，如遇有缺损页可与邮购部联系）

编 委 会

序

农历庚子年春节，突如其来的新型冠状病毒肺炎疫情在全国蔓延，一时间，一场艰巨的疫情防控战在中华大地上悄然打响。疫情发生以来，党中央对疫情防控作了决策部署。1月25日，在中共中央政治局常务委员会会议上，习近平总书记强调：“疫情就是命令，防控就是责任。”此刻，我们每一个中国人要戮力同心，共克时艰，严格执行疫情防控要求。

大灾大难面前，我们南体人从不畏惧，在抗疫战场上，我们南体人也从不退缩。在这个无硝烟的抗疫战场上，南京体育学院全校上下积极响应国家号召、落实国家要求，我们的奥运冠军、世界冠军们更是以自己的实际行动，践行着抗疫使命，以不畏艰难、力争胜利的精神激励着每一位奋战在一线的抗疫工作者，用科学专业的运动健身知识，为每一位“为国宅家”（“宅在家中就是为国为家做贡献”）的人们提供居家锻炼的便捷方法。让我们与世界冠军一起行动起来，投身抗疫战斗，一起强身健体，以每一个强壮的身躯，激活每一股“免疫”的力量，使命在肩、众志成城，坚决打赢防控新冠阻击战。

南京体育学院校长

2020年2月2日

目录

01 力量之魅

闭关在家，坐久了腰酸背疼怎么办？电脑用久了肩颈僵硬怎么办？躺久了肌肉松软怎么办？游戏玩久了头昏眼花怎么办？利用我们身边的健身小物件——装水的瓶子，一起做操吧！手持小水瓶，方便见效快。坚持练习，可促进脂肪燃烧，增加肌肉弹性，形成优质肌肉线条。强烈的节奏感，还有利于培养练习者的协调性和节奏感，提高练习兴趣。

“运动是良药”

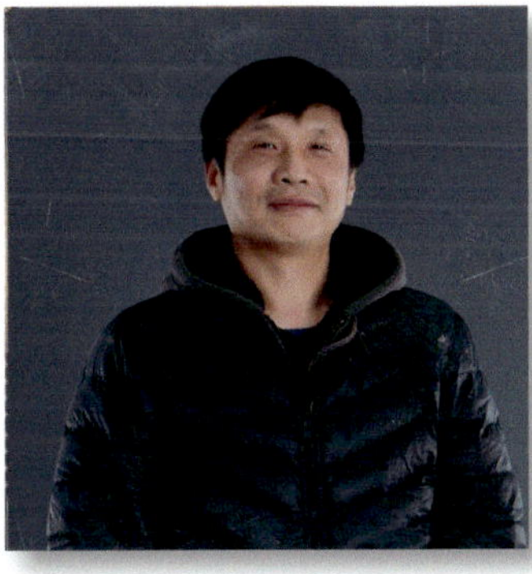

赵杰

原江苏省技巧运动员，1985年技巧世界杯冠军，1988年世界技巧锦标赛冠军，国际级运动健将。现任南京体育学院武术与艺术学院副教授。

请扫二维码
观看动作视频

练习一 踏步热身

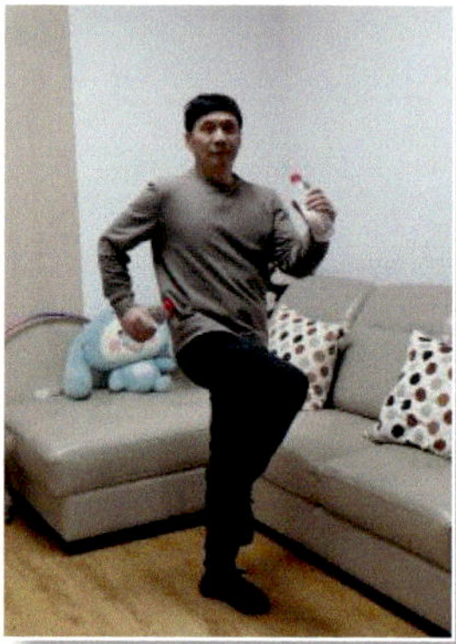

准备动作： 直立，双手各持1个水瓶置于体侧，呈吊桶状，拳眼向前。

动作方法： 踏步，双臂前后摆动，一拍一动，共4个八拍。

练习二 平屈转头

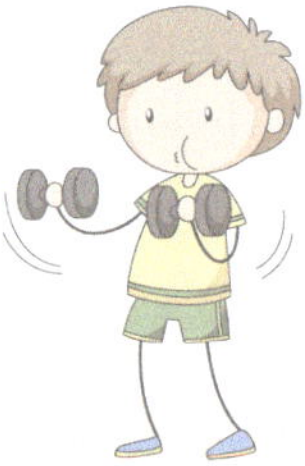

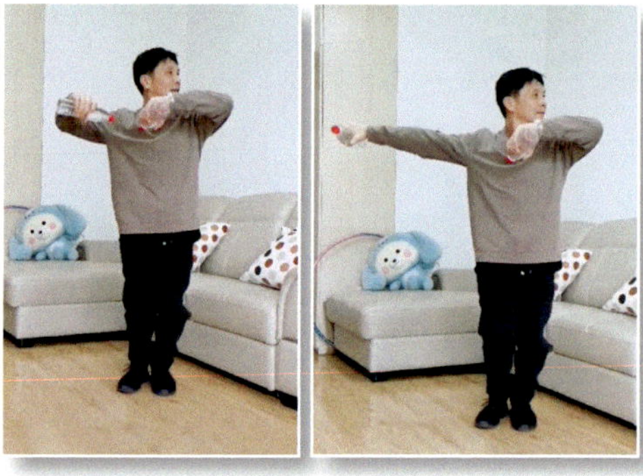

准备动作： 直立，双臂胸前平屈，双手各持1个水瓶，拳面相对，呈吊桶状。

动作方法： 头向左转，身体稍向右拧，形成反向拧转姿势；
左右交替进行，一拍一动，重复练习，共8个八拍；
亦可伸直一个手臂，加大动作幅度。

练习三 摆动举臂

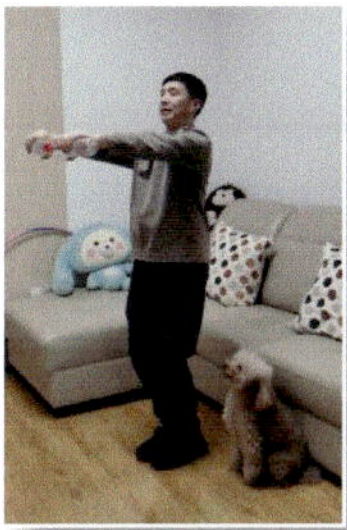
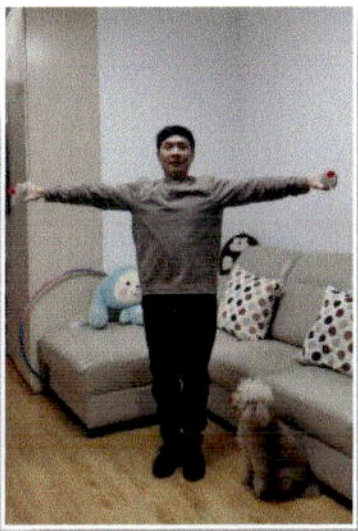

准备动作： 直立，双手各持1个水瓶置于体侧，呈吊桶状，拳眼向前。

动作方法： 双臂同时向前摆至前平举，放下，向侧摆动至侧平举，放下，一拍一动，2个八拍；
双臂同时向前摆动至胸前上屈，放下，向侧摆动至侧上屈，放下，一拍一动，2个八拍；
2个动作交替各做2次，共8个八拍。

练习四 引臂侧拉

准备动作： 开立，双手各持1个水瓶置于体侧，拳眼向前，呈吊桶状。

动作方法： 向左体侧屈，双臂向外拉开，左臂向下延伸，右臂屈臂向侧拉开；两拍一动，左右交替进行，重复练习，共8个八拍。

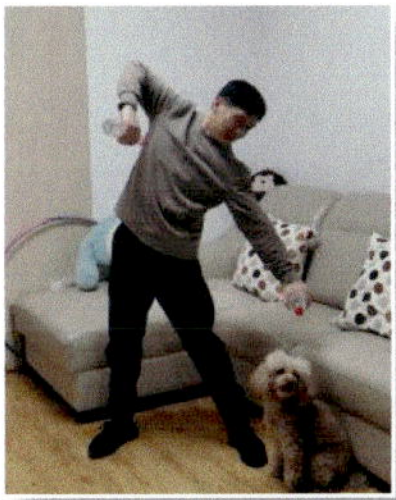

练习五 体侧运动

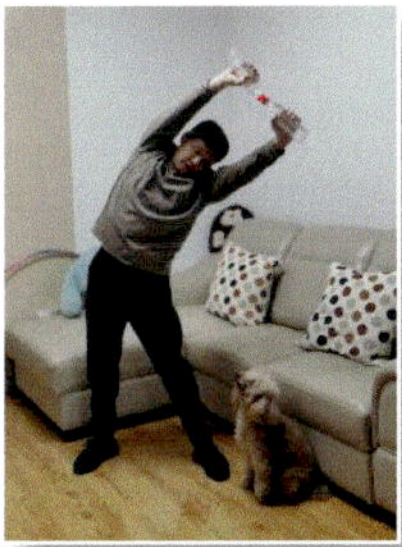

准备动作： 开立，双臂侧平举，双手各持1个水瓶，拳眼向上，呈持烛状。

动作方法： 向左体侧屈，右臂向内划圈经头上向左，击打双瓶，右臂经原路返回；两拍一动，左右交替进行，共8个八拍。

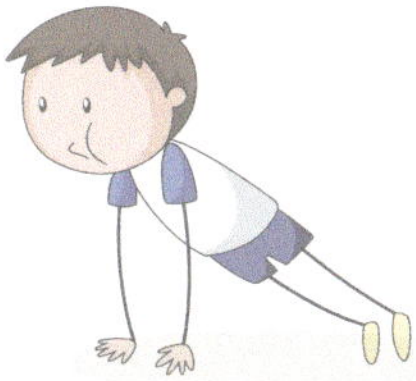

练习六 弓步前屈

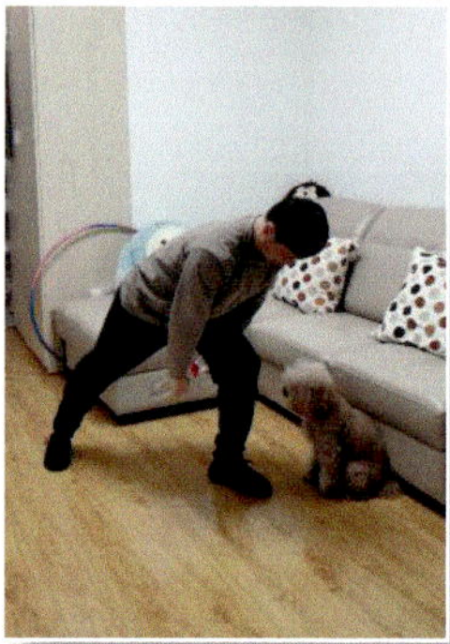

准备动作： 直立，双手各持 1 个水瓶置于体侧，拳眼向前，呈吊桶状。

动作方法： 左脚向前迈出成左弓步，双臂侧平举，呈吊桶状；
体前屈，双臂向下摆，腿下击打双瓶；
立上体还原成弓步开立，双臂侧平举；
左腿向回收拢成并立，双臂放下；
两拍一动，左右交替进行，共 8 个八拍。

练习七 全身运动

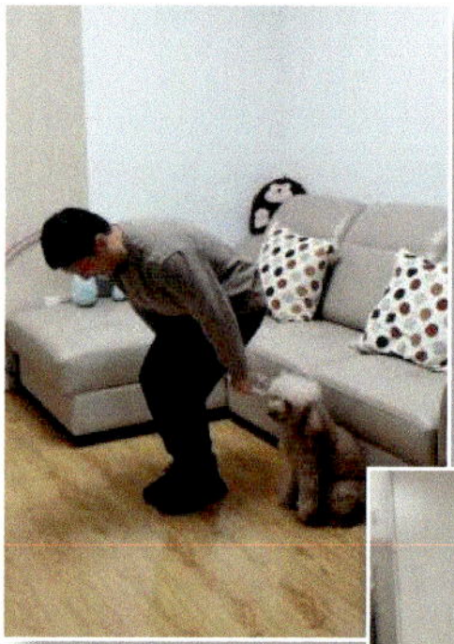

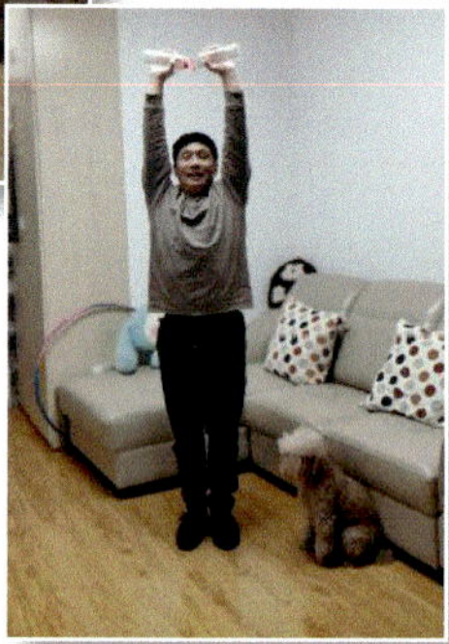

准备动作： 直立，双手各持 1 个水瓶置于体侧，拳眼向前，呈吊桶状。

动作方法： 半蹲，上体稍前倾，双臂向下摆，腿后击打双瓶；
立上体，双臂向外摆动至头上，击打双瓶；
两拍一动，重复练习，共 8 个八拍。

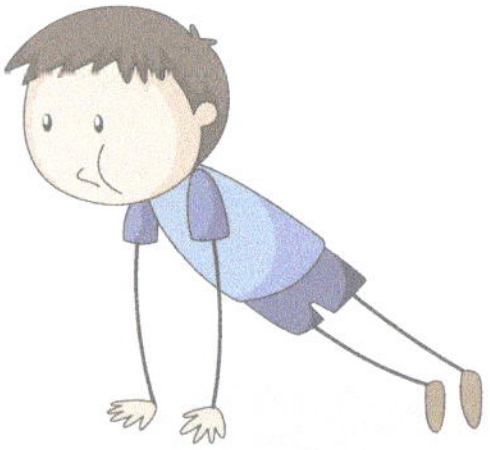

练习八 跳跃运动

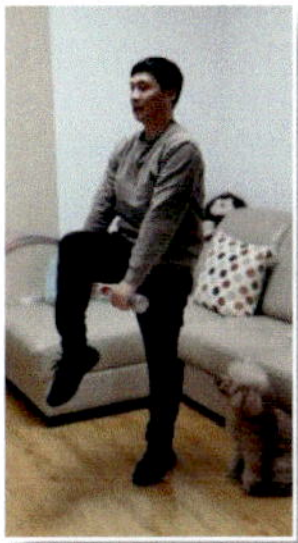
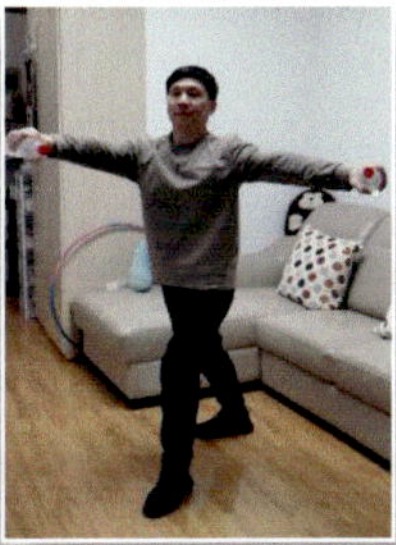
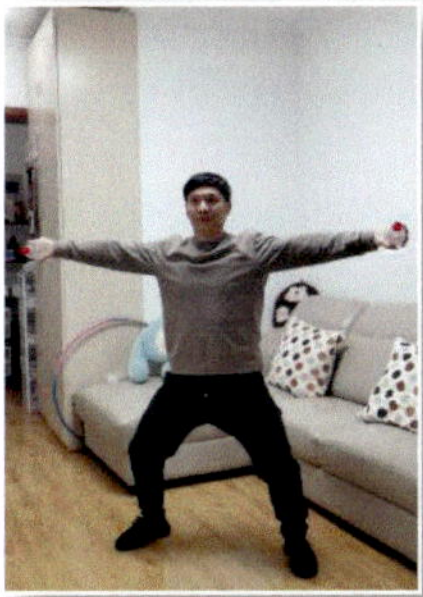
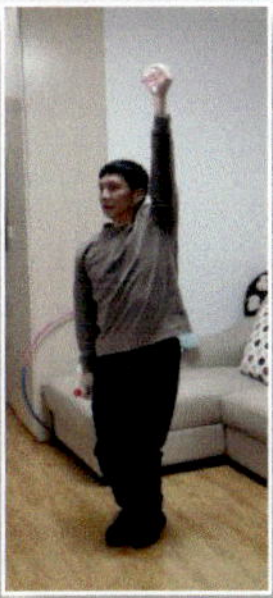

准备动作： 直立，双手各持 1 个水瓶置于体侧，拳眼向前，呈吊桶状。

动作方法： 屈膝抬腿跳，双臂向下摆，腿下击瓶，一拍一动，左右交替进行，共 2 个八拍；
弓步跳，双臂 L 型摆动，一拍一动，左右交替进行，共 2 个八拍；
开合跳，跳起成双腿开立，然后还原成并立，一拍一动，共 2 个八拍；
小马跳，向右并腿小跳，左臂向上摆，右臂向下摆，一拍一动，左右交替进行，共 2 个八拍。

练习九 整理运动

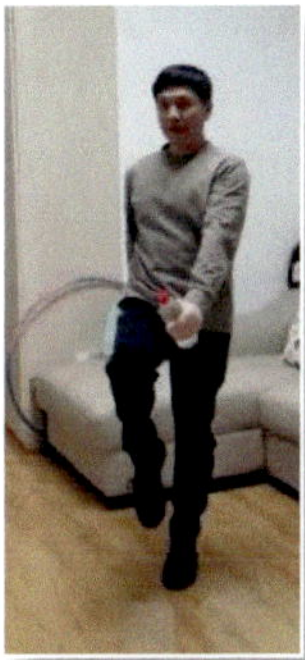
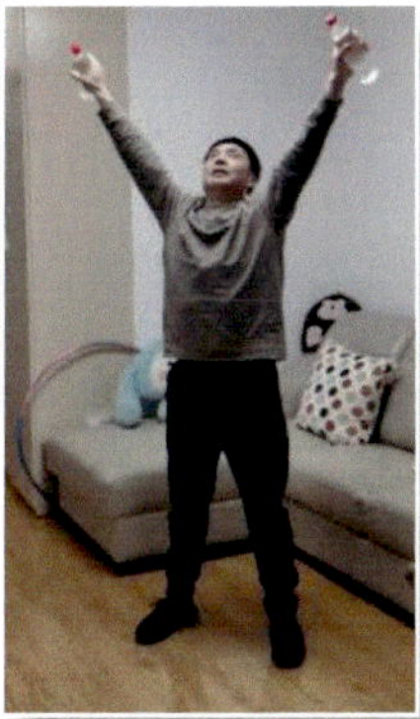

准备动作： 直立，双手各持 1 个水瓶置于体侧，呈吊桶状，拳眼向前。

动作方法： 踏步，双臂前后摆动，一拍一动，4 个八拍；
左脚向左侧一步，开立，双臂向外打开，经侧向上举，同时调整呼吸，还原成直立，左右交替练习，共 4 个八拍。

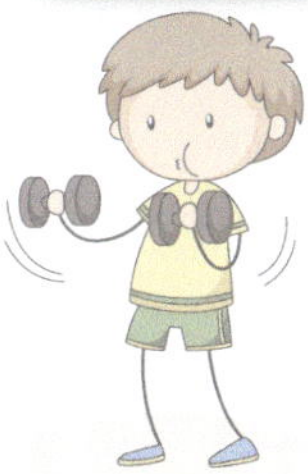

健身小贴士

居家运动时应身着运动服、运动鞋，避免穿紧身的牛仔裤、皮鞋，尤其不要穿拖鞋进行运动，以防运动伤害的发生；选择一块洁净的地面或在瑜伽垫上运动，防止摔倒；同时还可以巧用家里的生活用品、家具或克服自身重力进行锻炼，如矿泉水瓶、重量合适的小物件、硬度合适的沙发、小凳子等；室内温度避免过低，运动出汗后及时更换衣物，防止感冒。

营养小贴士

科学饮食提高身体防御能力

科学饮食在我国有悠久的历史，最早的医学典籍《黄帝内经》中就已提出“五谷为养，五果为助，五畜为益，五菜为充”的饮食养生思想。俗话说：“民以食为天”，通俗来说就是“吃”是“天大”的事，是我们生活中最重要的事。大量研究发现，只有科学饮食才能保障我们身体的健康。病毒防疫当前，请大家一定要将科学饮食的理念植根于心，吃得“好”一定会增加我们对病毒的抵抗能力。如何做到科学呢？在“健康中国”成为国家战略的今天，《中国居民膳食指南（2016）》就是当前引导全民合理膳食、营养健康、提高身体防御能力的指导性文件，大家可以利用在家时间，查阅相关内容，你一定会大有收获！

心理健康小贴士

如何判断替代性创伤

替代性创伤是指：在目击大量残忍、破坏性场景之后，损害程度超过心理和情绪的耐受极限，间接导致的各种心理异常现象。

通常来说，在医护人员等近距离接近灾难的人群中比较多发，但现在信息传播太快了，任何人拿起手机，都会深陷情境，难以抽身。尤其是同理心、共情力强的人，更容易出现替代性创伤。

情绪是十分隐蔽的，我们回忆一下，最近的生活有没有出现以下变化，如果有，请适当警惕了：

1. 睡眠障碍。晚上睡不着，早上起得早，夜里多梦甚至噩梦。
2. 没胃口，吃不下，吃不香。
3. 头疼、牙疼的老毛病突然又出现了，甚至比之前严重。
4. 无时无刻不在看各种信息，甚至主动去搜集信息，完全停不下来。
5. 饭量不变，体重变轻，头发掉了很多。
6. 特别生气，会憎恨没有做好的人，回复帖子会气得发抖。
7. 别人开心放松，也会感到生气，认为对方不合时宜。
8. 总担心自己生病，老觉得自己跟患病症状对应上。

02 趣味亲子运动

大手牵小手，趣味亲子运动可以提高幼儿运动的质量，增强幼儿和父母的情感，促进幼儿和谐发展。

“体育运动从娃娃抓起”

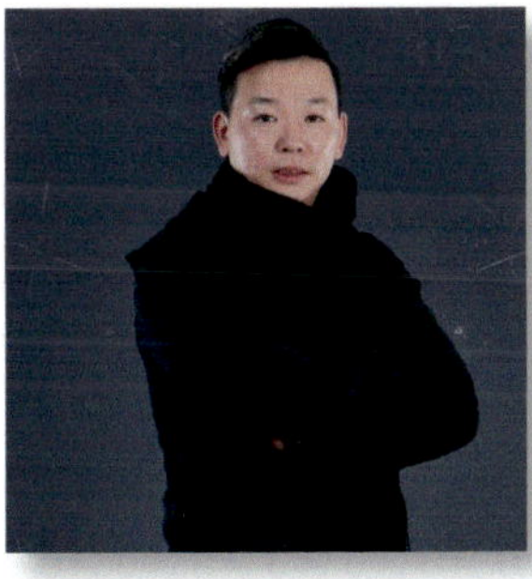

黄旭

2000 年悉尼奥运会体操男子团体冠军，2008 年北京奥运会体操男子团体冠军，第三十三届体操世锦赛男子团体冠军，曼谷亚运会男子体操个人全能冠军，国际级运动健将。现任江苏体操队领队。

请扫二维码
观看动作视频

※ 亲子运动注意事项

1. 穿着轻便的运动服装，运动时不要吃零食。
2. 运动前后保证幼儿充足的睡眠休息，确保以饱满的精神参加运动。
3. 进行地面运动时尽量在地毯或垫子上进行，不要嬉闹，确保安全。
4. 运动时多给予孩子鼓励和肯定，培养孩子积极的情绪。
5. 冬季运动注意及时增减孩子衣服，避免受凉。
6. 幼儿关节稚嫩，容易造成脱臼，动作一定要轻缓。
7. 家长量力而为，不要勉强，练习数量逐渐增加。

练习一 爸爸拉手坐起身

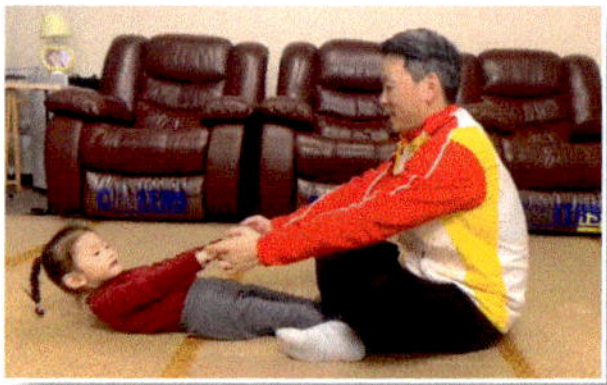

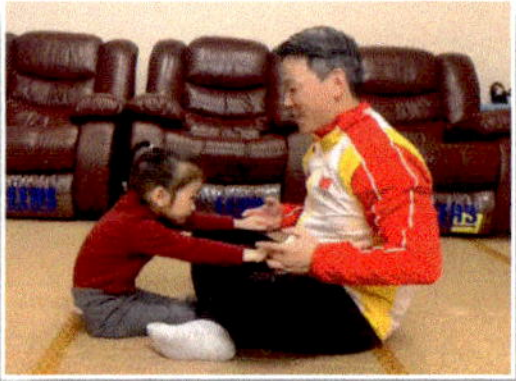

准备动作： 宝宝直腿仰卧，用手抓握爸爸的手指；
爸爸可用手再带着一点宝宝前臂。

动作方法： 宝宝借助爸爸的引带抬起上身，然后躺下，反复练习 3 ～ 5 次；可由爸爸引带变为宝宝主动起身，借助爸爸手部的一点助力进行起坐练习；也可以轮换练习，由宝宝拉着爸爸做仰卧起坐。

锻炼作用： 此练习可增强腰腹力量，也可起到塑形的作用。

注意事项： 轻起轻落，练习数量和幅度由小到大。

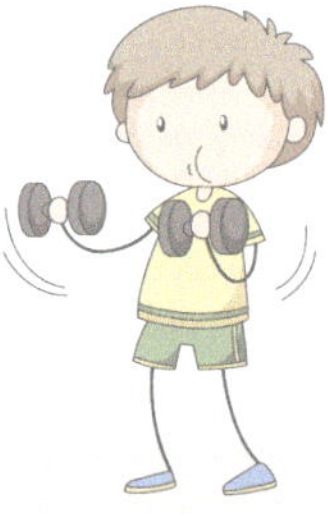

练习二 抬起头，挺起胸

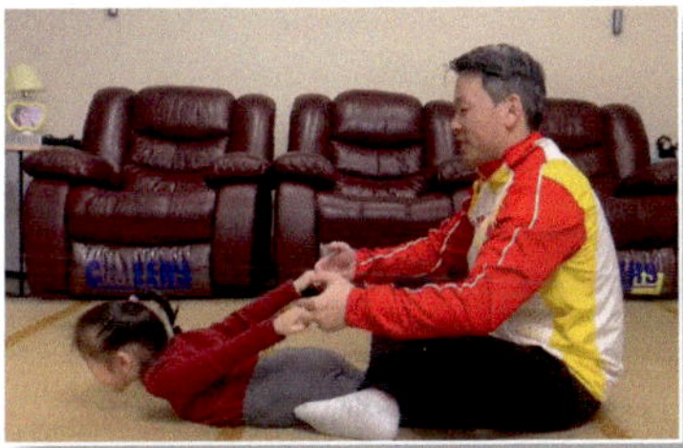
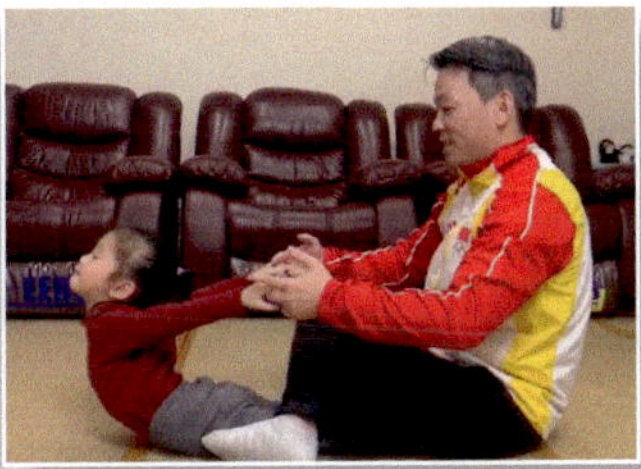

准备动作： 宝宝俯卧，双手向后背，用手抓握爸爸手指；
爸爸可用手再带着一点宝宝的前臂。

动作方法： 爸爸引带宝宝抬起上身，然后回到俯卧位置，反复练习 3 ～ 5 次；
宝宝逐渐由被动变主动练习；
也可以轮换，由宝宝拉着爸爸做背肌练习。

锻炼作用： 此练习可增强背肌力量，改善背部身体形态。

注意事项： 轻起轻落，练习数量和幅度由小到大。

练习三 小飞机，飞飞飞

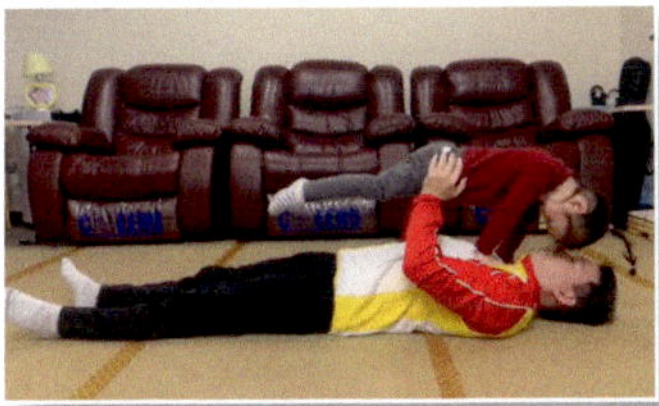
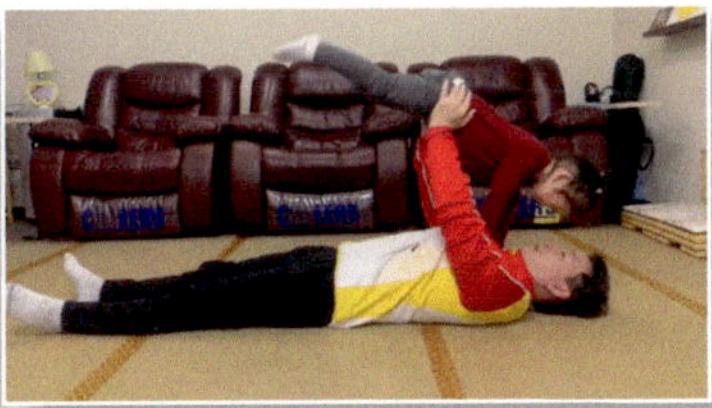

准备动作： 爸爸仰卧，双手撑住宝宝髋部；
宝宝双手撑在爸爸肩部。

动作方法： 爸爸轻轻举起宝宝，让宝宝推直手臂，然后回到屈臂支撑位置，反复练习 3 ～ 5 次；
逐渐加大幅度至爸爸伸直手臂，宝宝双手打开，仅靠髋部支撑连接，有种飞起来的感觉。

锻炼作用： 此练习可以提高双人的手臂力量及身体控制能力，是增进双方信任的好方法。

注意事项： 爸爸双手撑实宝宝身体，掌心贴住宝宝髋部；
爸爸不要将宝宝向前举过自己头部，保持宝宝在自己的视野中。

练习四 肩膀扛扛

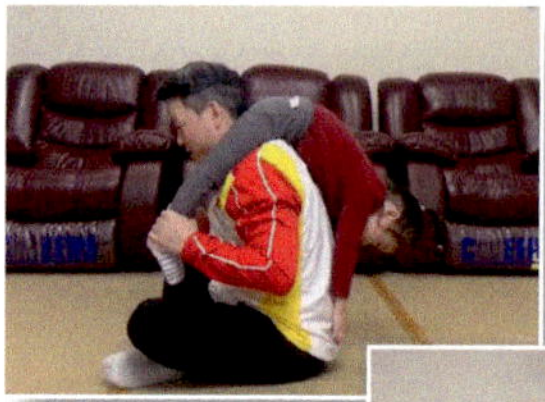

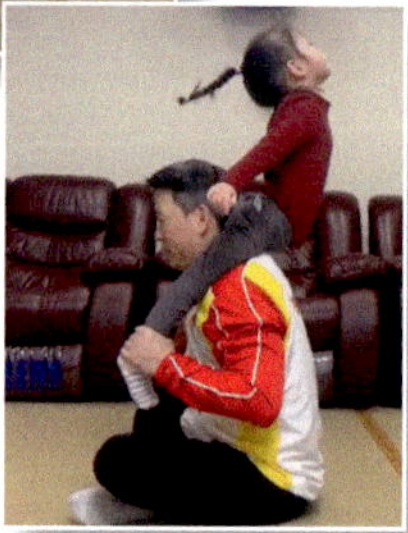

准备动作： 爸爸坐姿，双手牢抓宝宝双脚踝；宝宝屈髋倒置在爸爸肩后。

动作方法： 爸爸引带，宝宝主动抬头挺胸抬起上身，然后回到倒置姿势，反复练习 3 ～ 5 次；
可逐渐加大幅度至双手拉开，伸展身体。

锻炼作用： 此练习可以提高宝宝的背部力量及身体控制能力。

注意事项： 爸爸双手一定要紧紧抓住宝宝脚踝，防止宝宝从后面摔下；
爸爸要坐稳当，以防重心不稳向前或后倒下，压伤宝宝。

练习五 抱娃团身滚动

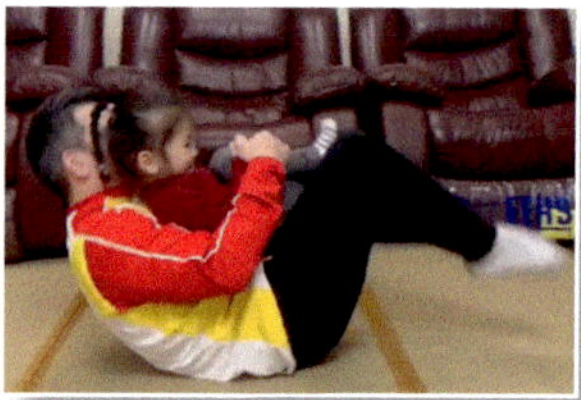

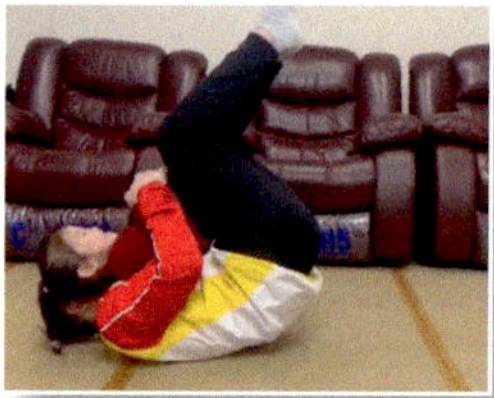

准备动作： 坐姿，爸爸双手搂抱宝宝双腿。

动作方法： 爸爸引带向后滚动—起身—滚动—起身，反复练习，视情况加大练习幅度。

锻炼作用： 此练习可提高身体核心肌群的控制力，提高身体协调性、灵活性、平衡感和控制力，增进宝宝与爸爸的配合。

注意事项： 爸爸双手搂住宝宝，防止从侧面摔下；
后倒时含胸梗头，腰背依次着地；
起身时收腹，可借助惯性连续滚动；
起身和后倒都要防止宝宝滑脱。

练习六 小脚搭肩斜倒立

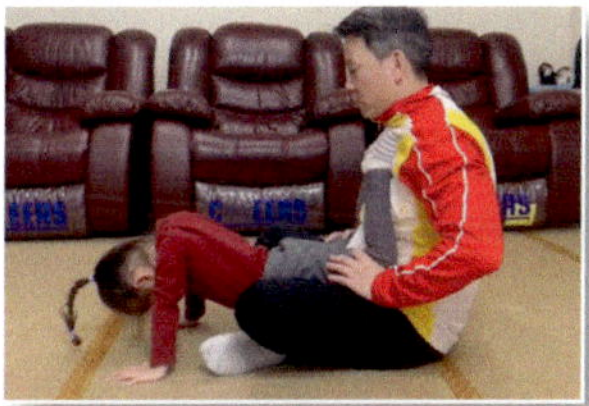

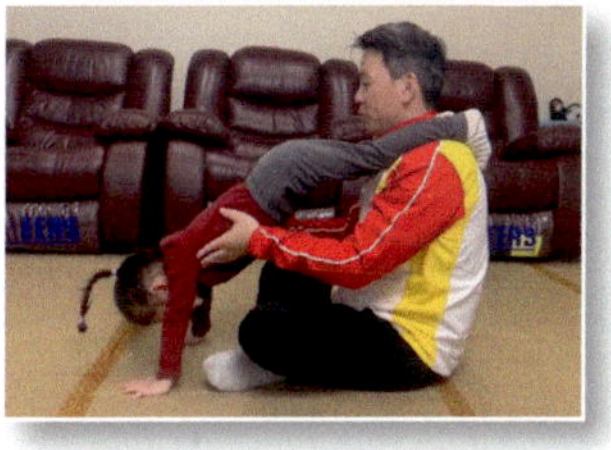

准备动作： 爸爸坐姿，双手托住宝宝身体；
宝宝倒立，双手撑地，双腿搭在爸爸肩上。

动作方法： 宝宝双手向前爬，爸爸轻轻托起宝宝身体并提示其伸直胯和腿；
爸爸逐渐减少用力，视宝宝完成情况直至其独立完成，可重复练习 3 ～ 5 次。

锻炼作用： 此练习可增强上肢力量及身体控制力。

注意事项： 爸爸双手扶住宝宝髋部，慢慢将其托起，放下时轻轻放手。

练习七 你拉我，我拉你

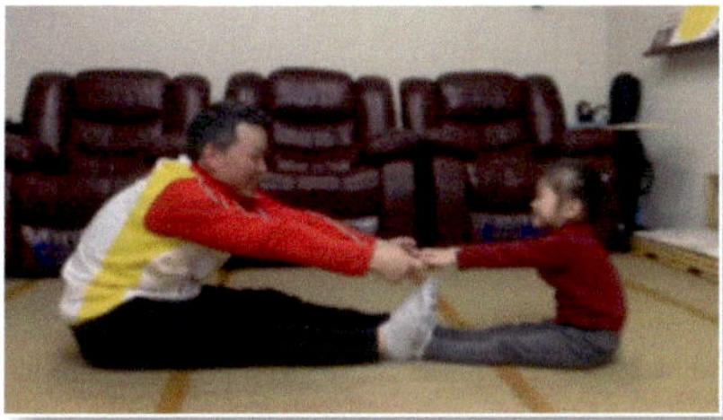

准备动作： 直角坐姿，宝宝和爸爸脚对脚，手拉手。

动作方法： 你拽我拉，你来我往，前屈后倒，宝宝与爸爸拉锯游戏；
开始时可屈腿练习，逐渐伸直双腿；
也可以交替屈、伸双腿练习。

锻炼作用： 此练习可改善腿部和腰部柔韧性，增进双方交流。

注意事项： 循序渐进，切忌突然用力过大。

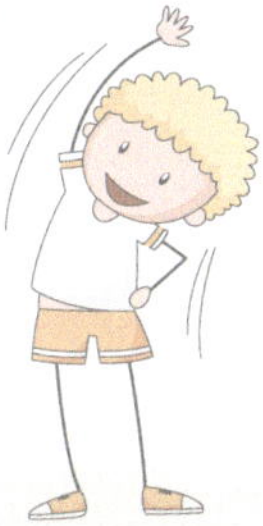

健身小贴士

通过科学的锻炼，可以给身体带来诸多变化，如获得健美的体型、减少身体的慢性病、增加机体免疫力、增强运动能力及自信心、释放压力，以及更好地适应社会等，但这需要我们长期坚持锻炼才能取得效果。希望大家能够循序渐进地坚持科学锻炼，收获健康身心。

营养小贴士

养成良好的饮食行为

良好的饮食行为有利于食物中营养成分的吸收与消化。为了防止疫情扩散，减少传染，政府号召大家尽量少出门，大家居家时间较往常增多，不妨利用这个时期将良好的饮食习惯作为一个健康行为来培养。我们可以先固定早中晚三餐时间，尽量在以下时间用餐：早餐 6 ~ 8 点，午餐 11 ~ 13 点，晚餐 17 ~ 19 点。饭前、饭后洗手；摄入量要适宜，不要暴饮暴食；每天吃新鲜的食材；食物种类保持多样，要涵盖谷薯类、蔬菜水果类、畜禽鱼蛋奶类、大豆坚果类；油、盐摄入量要适宜；减少刺激性食物的摄入；饭后不做剧烈运动；睡前不宜大量进食。

心理健康小贴士

孩子，是我们的希望——判断疫情中孩子的心理状况

疫情当前，人人恐慌。当我们一边刷新闻，一边随意宣泄自己的情绪时，是否想过身边的孩子会有怎样的感受、孩子的内心会经历怎样的变化？

孩子可能不清楚具体发生了什么，语言表达能力有限，但他们能清楚感知到大人的焦躁不安。我们可以通过观察孩子的行为来判断其是否处于焦虑情绪中。

出现情绪失常。例如，忽然变得暴躁、哭闹，无缘无故发脾气、扔东西、尖叫。一些孩子还会用攻击行为彰显自己的“力量”，仿佛这样就可以战胜内心的恐惧。

出现退行性行为。例如，明明可以自己吃饭了，现在偏要大人喂；明明不再尿床了，却又再次尿床；忽然怕黑，不肯独自睡觉等。

03 全身综合练习

这是一套针对全身的综合练习，可以帮您促进身体的新陈代谢，增强体质。

“宅居、运动两不误”

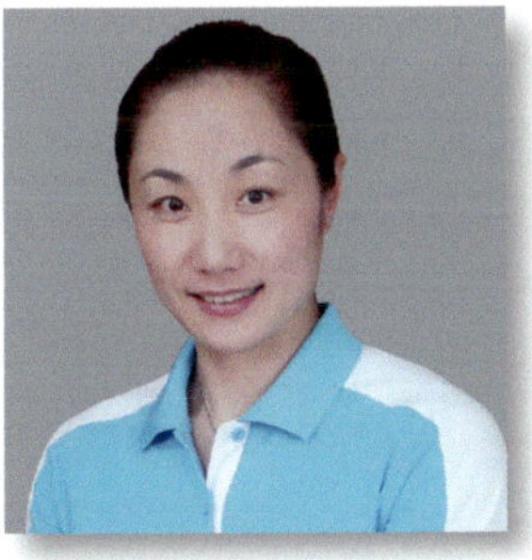

周丹

1994—1996 年连续三年囊括全国技巧锦标赛、冠军赛金牌 18 枚，曾获得第十一届世界技巧锦标赛 4 枚金牌、第十二届世界技巧锦标赛 2 枚金牌、第十三届世界技巧锦标赛 3 枚金牌，江苏省十佳运动员，国际级运动健将，技巧运动国际级裁判。现任南京体育学院乒羽学院党总支副书记。

请扫二维码
观看动作视频

练习一 头部运动

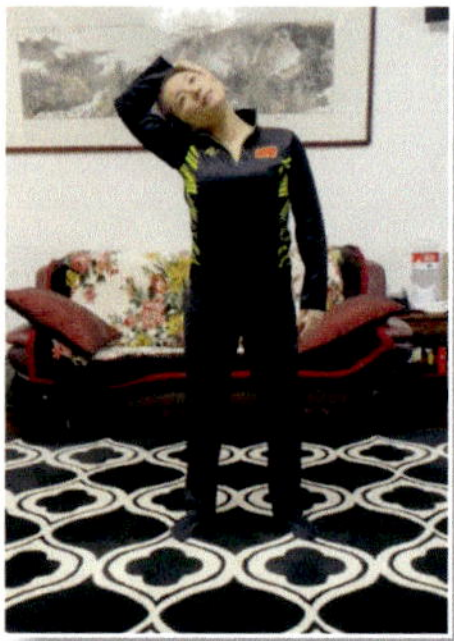

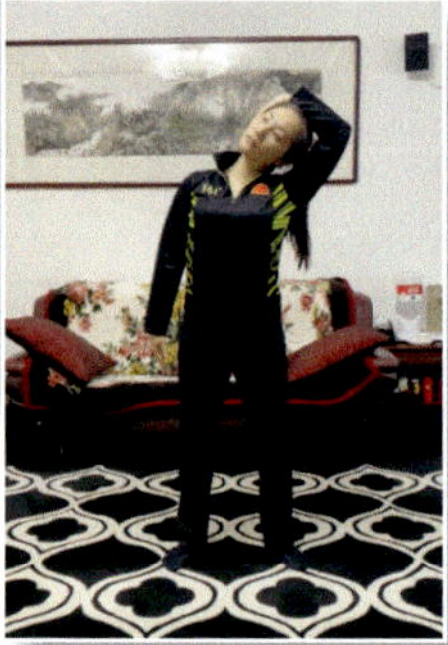

准备动作： 开立。

动作方法： 右手经头上绕过搭于左耳处，头向右侧倾，手臂稍用力按压头部，在最大位置保持 3 ~ 5 秒；
左右交替练习各 5 ~ 8 次，可逐渐加大幅度及力度。

注意事项： 头颈动作应缓慢；
背部要始终保持直立状态，持续时间和动作幅度应由小到大。

练习二 胸部运动

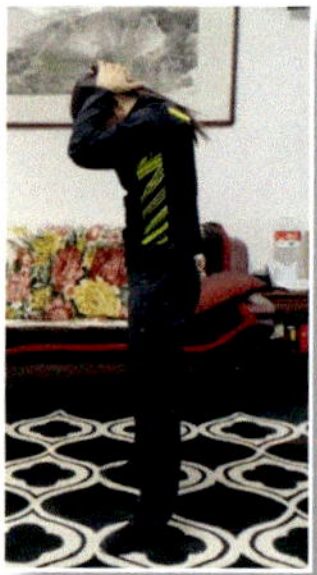

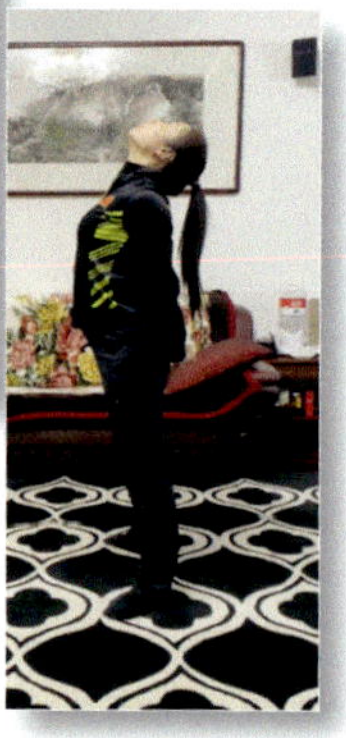

准备动作： 开立。

动作方法： 双臂经体侧向上打开至十指交叉抱于头后，肘关节向内收紧，低头含胸，在最大位置保持 3 ~ 5 秒；
双手向上打开向下经体侧至身后相握，双臂伸直，用力向后背，同时抬头、挺胸、收腹，在最大位置保持 3 ~ 5 秒；
如此可反复练习 5 ~ 8 次。

注意事项： 躯干用力，动作幅度与速度由小至大。

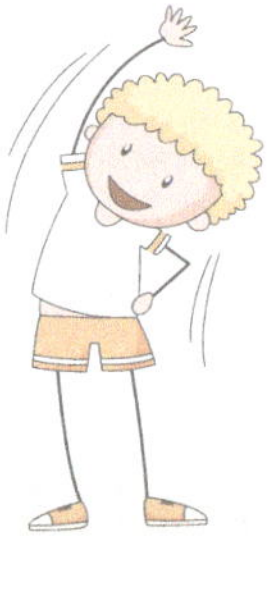

练习三 侧弓步拉伸

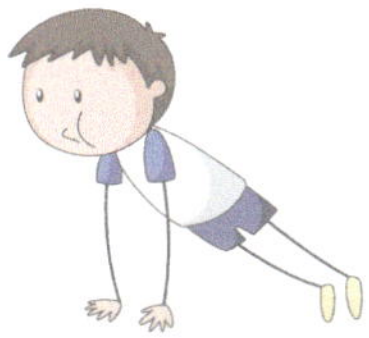

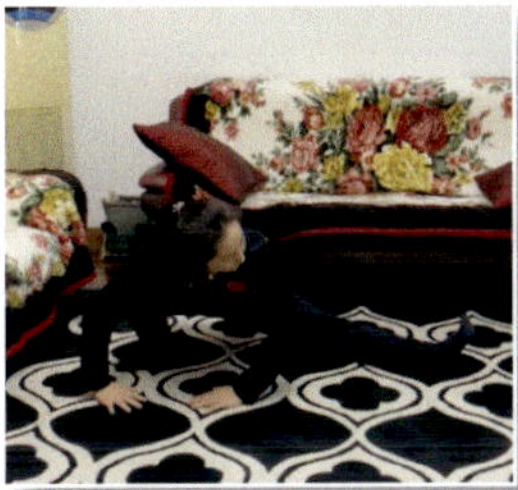

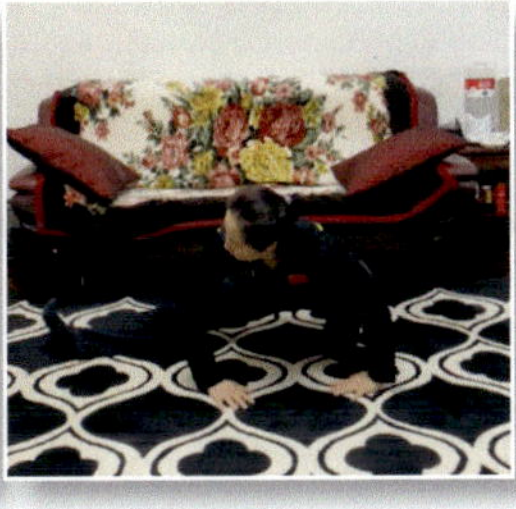

准备动作： 直立。

动作方法： 右腿迈出一步成右弓步，左脚向最远端伸，双手轻扶地面，臀部向下振动弹压，牵拉腿部肌肉，轻轻弹动 3 ～ 5 次后，在最大位置绷脚尖保持 3 ～ 5 秒，再勾脚尖保持 3 ～ 5 秒；
左右交替练习各 5 ～ 8 次，可逐渐加大幅度及力度。

注意事项： 注意腿部韧带预热，拉伸幅度由小至大，防止肌肉拉伤；
视练习者身体情况调节动作幅度。

练习四 前弓步拉伸

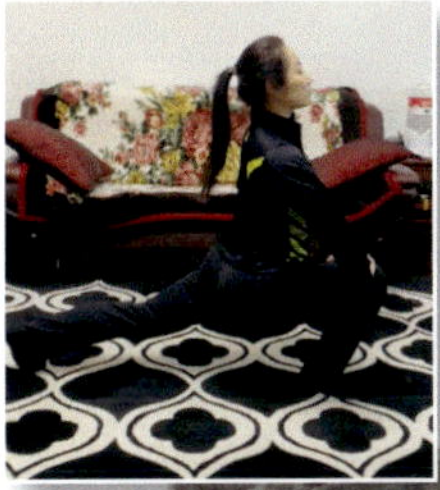

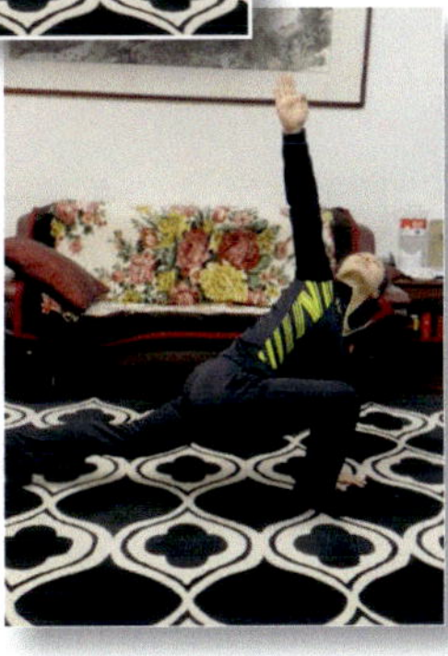

准备动作： 直立。

动作方法： 右腿向前一步成弓步压腿姿势，双手扶于膝盖处，背部挺直，弹动拉伸 3 ～ 5 次后在最大位置保持 3 ～ 5 秒；
左右交替练习各 5 ～ 8 次。
亦可加大动作幅度：身体向右转，左手扶地，右手顺势向上打开，两臂呈一直线垂直于地面，眼睛看向右手手指方向，弹压 3 ～ 5 次后在最大位置保持 3 ～ 5 秒；
左右交替练习各 5 ～ 8 次，亦可逐渐加大幅度及力度。

注意事项： 注意循序渐进，不要急于求成。

练习五 脚踝运动

准备动作： 双手叉腰，背部挺直站立。

动作方法： 左脚前脚掌踩地，左右脚交替进行慢速立脚踝运动8～10次，适当加快变换节奏8～10次；
双腿打开直立，双脚同时起、落练习，8～10次为一组，可重复练习3～5组。

注意事项： 注意身体重心的平稳和脚踝控制；
动作幅度由小到大，防止脚踝扭伤。

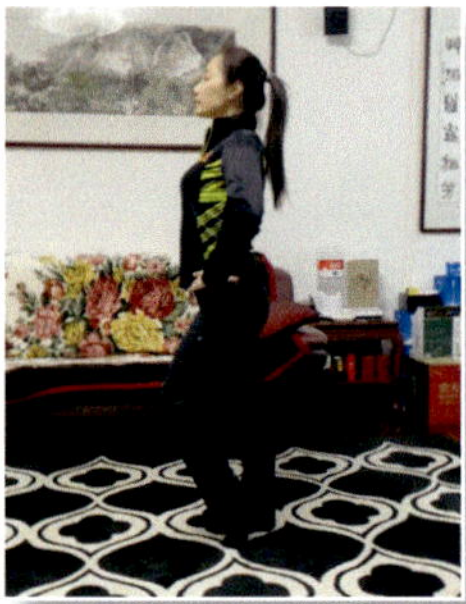

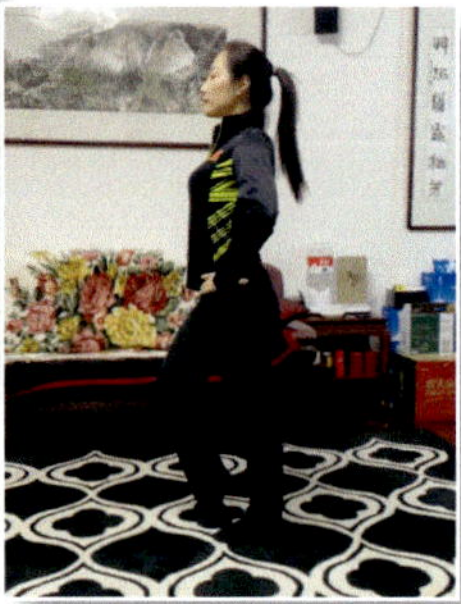

练习六 腿部运动

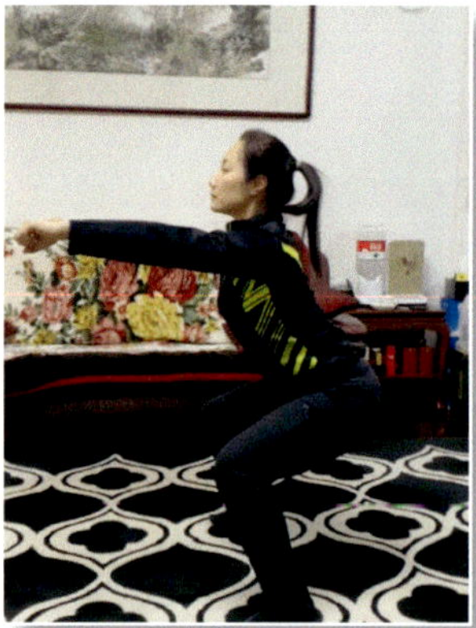

准备动作： 开立。

动作方法： 下蹲，直立，根据自身情况调节下蹲的幅度，臀部稍后翘，双手随下蹲过程向前平举，练习5～8次后在低位静力控制5～8秒；
可根据自身情况逐渐增加时长和动作幅度。

注意事项： 屈膝时膝关节不要超过脚尖；
根据自身腿部力量，由小至大地加大膝盖弯曲幅度；
保持背部挺直。

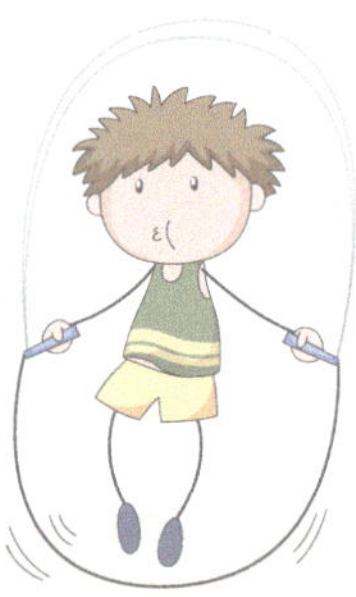

练习七 仰卧起坐

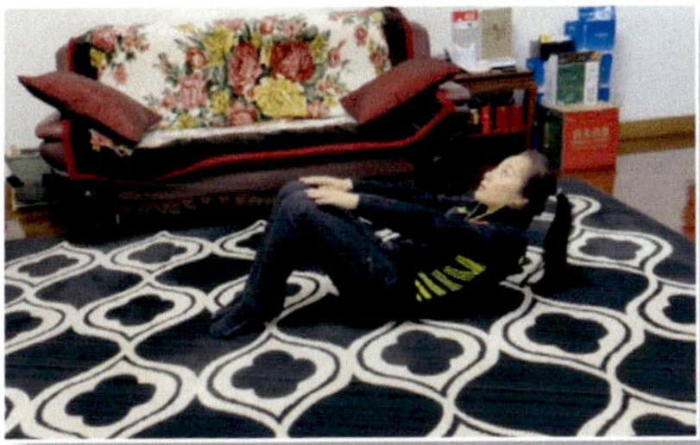

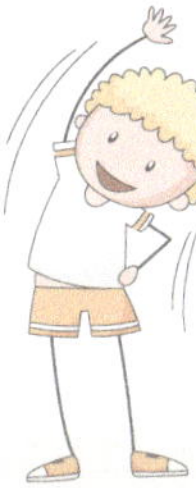

准备动作： 仰卧平躺于地面，双腿弯曲，大小腿夹角呈 90°，双臂自然伸直，双手放置于大腿上。

动作方法： 上身向上尽力抬起，腹部用力将身体抬起，手臂可辅助向前伸触膝，根据个人情况练习 8 ～ 10 次或更多。

注意事项： 腰部贴于地面；
注意力集中于核心部位；
有控制地起落；
逐渐增加练习数量。

练习八 背肌练习

准备动作： 俯卧，双臂向前侧伸直，双腿并拢伸直。

动作方法： 背肌收缩，抬头起上体、腿部稍下压，然后迅速起腿压上身，形成类似于摇小船的动作，可借助惯性连续完成，每摇一次计一次数，8 ～ 10 次为一组，根据个人自身情况调整练习次数。

注意事项： 注意手臂、腿部和背肌力量的配合。

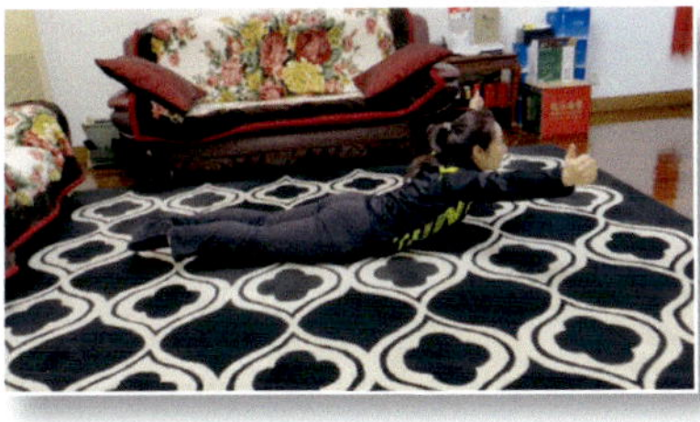

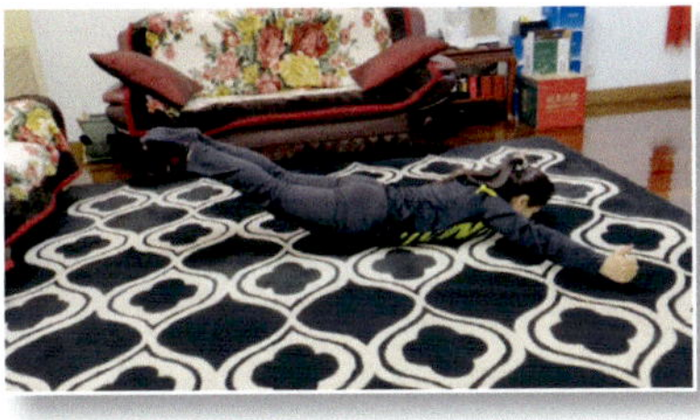

健身小贴士

开始运动前，应当首先进行热身（warm up）。通过热身，使得身体温度升高，降低肌肉粘滞，给予神经适宜的刺激，有利于更好地进行正式锻炼，防止伤病的发生。居家锻炼可通过关节操来进行热身，以感到微微出汗为宜，热身的重点是肩、腰、膝等关节及将要锻炼的肌肉群。

营养小贴士

保证食物卫生是营养的前提

疫情期间，食物的卫生最值得重视。再好的食物，如果不卫生，不仅会降低营养价值，而且会带来疾病，这次疫情的发生就是一个很好的例子。在食材的选用上一定要购买规范的企业或商家提供的产品；在烹调时，一定要把食物充分加热，优先选择煮、炖、蒸、煲等长时间烹调方式，也可适当选择油炸等高温烹调方式，不给病毒侥幸存活的机会；不要接触、购买和食用野生动物；尽量避免吃未经烹调的生鲜肉类食物；生吃的水果与蔬菜一定要清洗干净；厨房操作注意食物处理，生熟分开，肉类食物要烧熟、煮透。

心理健康小贴士

利用听觉转移压力

声音可以安抚或调动人的情绪，如轻柔的音乐使人放松。

1. 听音乐。音乐有多种类型，有的能镇静情绪（如《月夜》《出水莲》《小夜曲》等），有的能抒发情志（如《春江花月夜》《渔舟唱晚》《春天奏鸣曲》等），有的能振奋精神（如《姑苏行》《阳春白雪》《命运交响曲》等），有的能激发灵感（如《广陵散》《平沙落雁》《C小调即兴幻想曲》等）……可根据需要在音乐网站软件上搜索。

2. 收听广播。如“喜马拉雅”等App（手机软件），内有大量音频书籍资源，可放松心情、增长知识。

3. 收看、收听电视和电台。注意选择轻松愉快的节目，而不是让人紧张、焦虑的疫情播讲。有时候我们需要的仅仅是“有人陪伴”。

4. 仔细聆听大自然的声音。如风声、雨声、鸟鸣或其他动物的叫声。

04 沙发练习

闲居在家，两平方米的空间，也可以找到健身资源。几个简单的动作，一张沙发或者凳子，甚至地上都可以锻炼起来，动感、实用，锻炼身体、调节身心。动作幅度、练习次数和组数都可以因人而异。

“家里处处可健身”

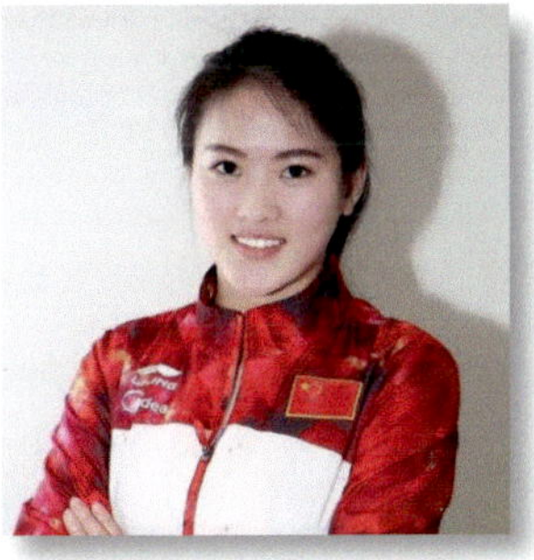

陈若琳

江苏省跳水队运动员，北京奥运会女子双人十米跳台冠军，第十八届国际泳联跳水世界杯冠军，伦敦奥运会女子双人十米跳台冠军，伦敦奥运会女子十米跳台冠军，里约奥运会女子双人十米跳台冠军。

请扫二维码
观看动作视频

练习一 拉伸练习

准备动作：仰卧。

动作方法：举起右腿，双手抱脚，拉动腿部向上体靠拢，上身亦可向腿部靠拢，弹振 5 ～ 8 次后在最大位置保持5～8秒；左右腿交替练习。

注意事项：动作幅度因人而异，不能急于求成，要量力而行，逐渐加大动作幅度。

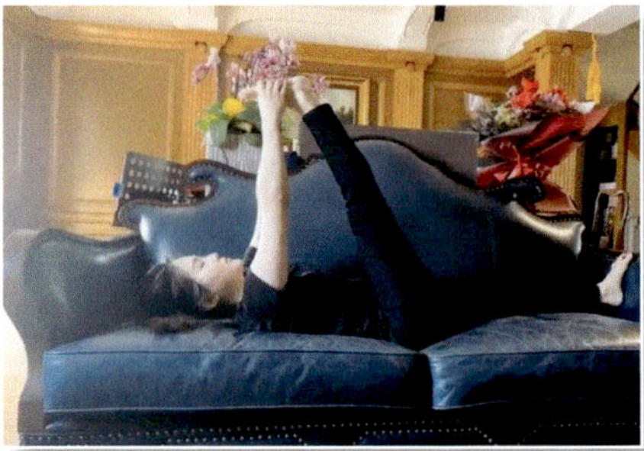

练习二 踢腿练习

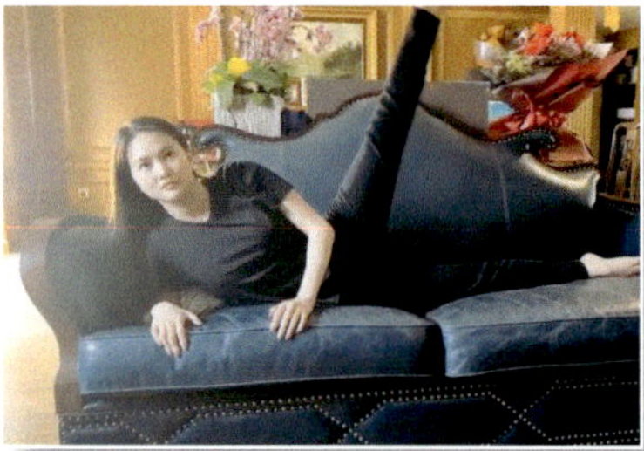

准备动作：侧卧，双臂轻轻支撑起上体，双腿并拢伸直。

动作方法：左腿伸直向上踢，上踢加速，下落有所控制，快上慢下，踢 5 ～ 8 次后，保持在最高位置停留 5 ～ 8 秒；左右腿交替练习，可逐渐加大动作幅度。

注意事项：身体保持延伸，髋部不要后坐；脚面朝前，腿尽力绷直。

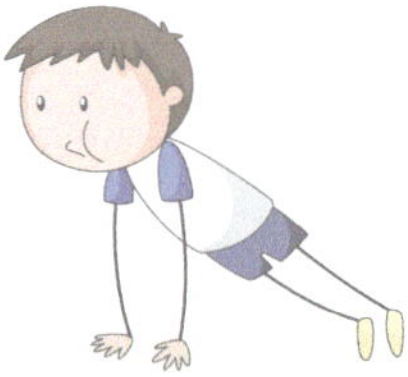

练习三 抱头起

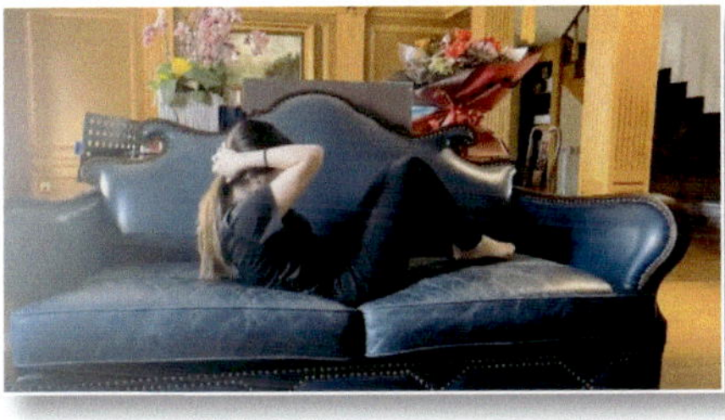

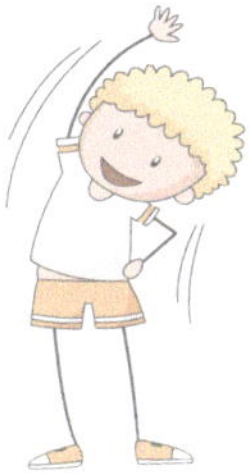

准备动作： 仰卧，双手抱头，双腿屈膝，大小腿夹角呈 90°。

动作方法： 腹部用力带动肩背离开地面，一般 8～10 次为一组，根据个人情况调节练习次数与组数；
动力性练习后，保持腹肌收缩停留 5～8 秒；
重复上述动作 3～5 组。

注意事项： 腰部贴于地面；
手臂及头颈不要过于用力；
逐渐增加练习次数与组数。

练习四 蛇式拉伸

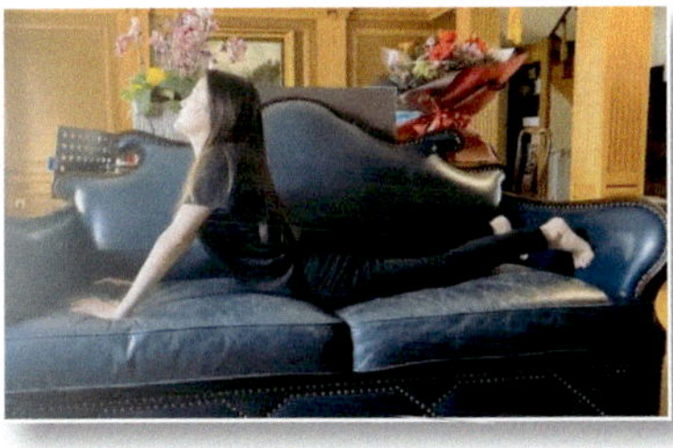

准备动作： 俯卧。

动作方法： 双手撑于体前侧，由头部引带向上慢慢抬起上身，拉伸身体，在最大位置保持 3～5 次呼吸，然后缓慢放下，重复上述动作 5～8 次；
可以延伸练习为犬式，用脚背压于地面，使胯部离开地面，在最大位置保持 3～5 次呼吸，然后缓慢放下，重复上述动作 5～8 次；
上述练习可交替进行。

注意事项： 沉肩，手臂及头颈不要过于用力；
逐渐增加练习次数与组数。

练习五 平板支撑

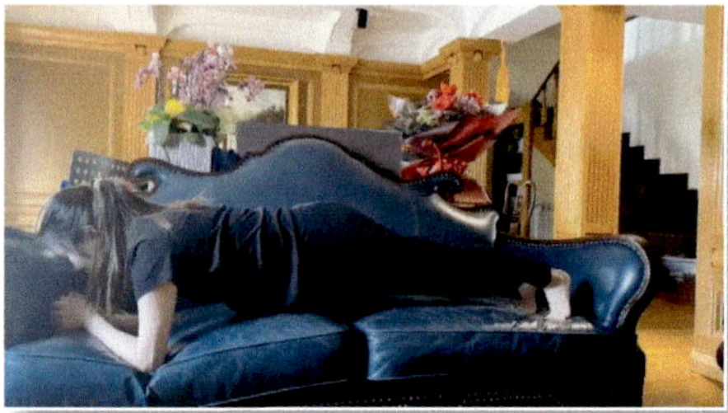

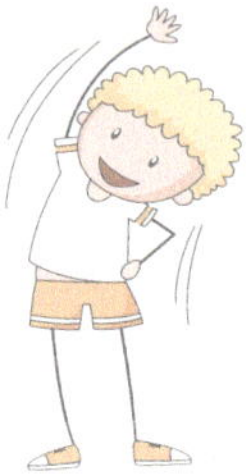

准备动作： 俯卧。

动作方法： 双臂屈肘支撑，收腹提起身体，似平板状支撑起来，保持在支撑姿势 8 ～ 10 秒，根据个人身体情况调节练习时长；
亦可根据身体素质状况，增加难度用手掌支撑，或降低难度为膝部着地，辅助支撑；
重复上述动作 5 ～ 8 次，上述练习可交替进行。

注意事项： 量力而行；
逐渐增加练习负荷。

练习六 坐姿举腿

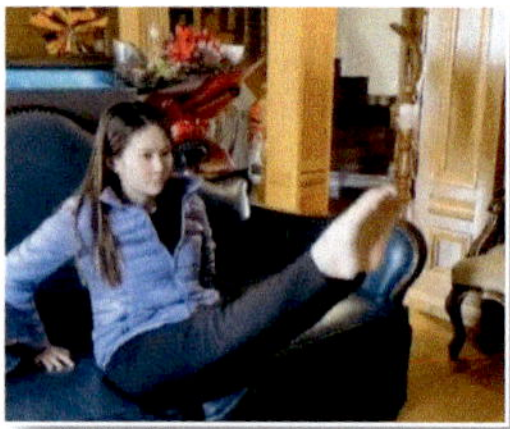

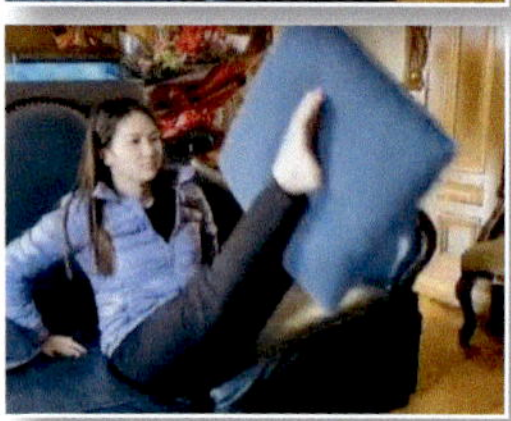

准备动作： 坐于沙发或凳子边缘，双手体后支撑，并腿前伸。

动作方法： 收腹举腿；
根据个人身体素质及兴趣状况调节练习幅度与强度，如快起快落、快起慢落、慢举慢落等；
可屈膝做团身姿势、分腿或一腿直一腿屈，也可用双腿夹住靠垫等增加练习难度，还可以加入腿部的绕环等；
练习次数从 3 ～ 5 个可增加至 30 ～ 50 个；
可采用动静结合的练习方式，一组动力练习之间进行一组静力性控制练习，在收腹位置停留 8 ～ 10 秒。

注意事项： 腿向下落会增加动作幅度，使肌肉在拉长的情况下收缩，练习效果会更好，但需要量力而行，并逐渐增加练习负荷。

练习七 背撑练习

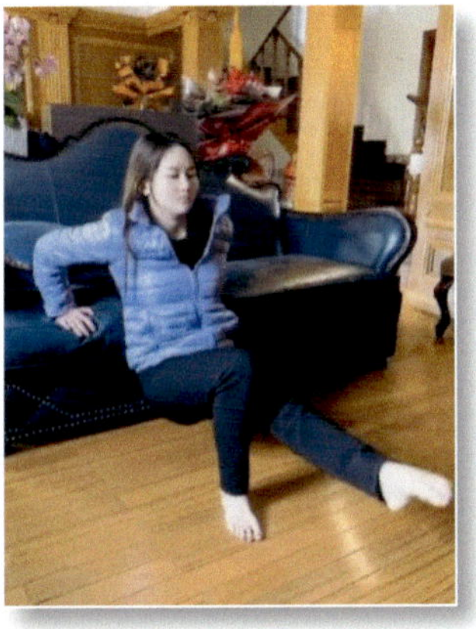

准备动作： 站立于沙发或凳前，双手体后支撑。

动作方法： 屈双臂降低身体重心，做双臂体后屈伸，以达到锻炼手臂后侧肌群的作用；
一般 8 ~ 10 次为一组，重复练习 3 ~ 5 组，根据个人情况调节练习次数和组数；
可增加动作难度，如单腿支撑、另一腿前平举，同时起到平衡、控制的练习目的；
左右腿交替练习。

注意事项： 双手支撑稳固，身体重心后移至支撑臂。

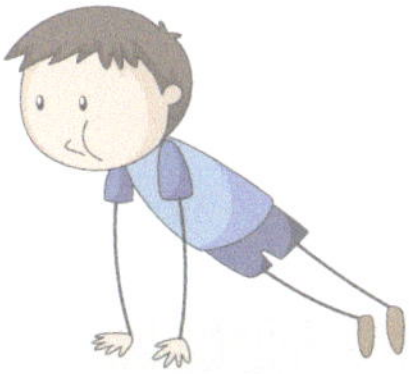

健身小贴士

进行有氧健身操运动时，一般都是中低强度的负荷，建议每次锻炼不低于30分钟，每周锻炼不少于3次；在饭前或饭后运动应至少间隔30分钟；运动时，可以少量多次喝水（或淡盐水），以保持水盐平衡，避免运动时大量喝水。

营养小贴士

提倡分餐制，减少疾病传播途径

分餐是一个良好的饮食习惯。按照个人情况，每人一份，不仅能减少食物浪费，而且能减少疾病的传播。目前分餐制主要在欧美等西方国家较为普遍，其实它也是我们中华民族的饮食传统，非西餐所独有。在目前疫情阶段，分餐制是减少病毒在家里传播的重要措施，同时每人一份的形式还有利于按量取食，减少过多能量摄入，达到保持体重的目的。

心理健康小贴士

调动视觉，缓解焦虑

视觉对人类至关重要，大脑中很大一部分是专门用于控制视觉的。所见之物可以对人的内心造成很大影响，无论好坏。

1. 寻找窗外的美丽风景。去发现平日里不曾注意到的美好和宁静。一颗嫩芽、一个花苞、一片树叶、一只飞鸟、一朵白云、一缕阳光，随着景致的明晰、视野的开阔，心情也会变得美好，这种放松和愉悦也将影响身边的人。

2. 整理电脑和手机中的照片。找出珍贵回忆，与家人分享。一张照片就是一段旅程，一张照片就是一个故事。平凡生活中的美好最踏实，每天整理一些，与家人共同回忆，增进感情。

3. 收拾、整理。平日里苦于忙碌无暇，家中多少有些杂乱，看着心烦。不如利于这特殊的假期加以收拾、整理。随着眼见之处都变得越来越整洁，心情自然也跟着敞亮起来。

05 双人配合练习

双人配合健身运动是居家时期的有趣活动。运动心理学家发现，两人一起运动，相互鼓励和支持，比一个人单独运动更容易感到轻松和愉快，也更能让健身计划坚持下去。双人配合练习，体会自己用力的同时，还要感受对方的用力情况，以便协助用力或给予阻力。练习时两人会有所交流，询问对方的练习状况，起到健身、健心的锻炼作用。

“爱运动，爱家人”

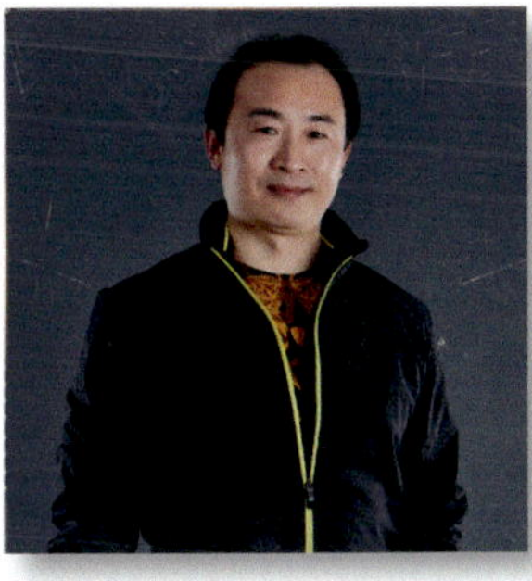

冀方新

曾获得 1993 年保加利亚技巧世锦赛 3 枚金牌，国际级运动健将。现任南京体育学院体操学院副院长，江苏蹦床队、艺术体操队领队。

请扫二维码
观看动作视频

练习一 上肢运动

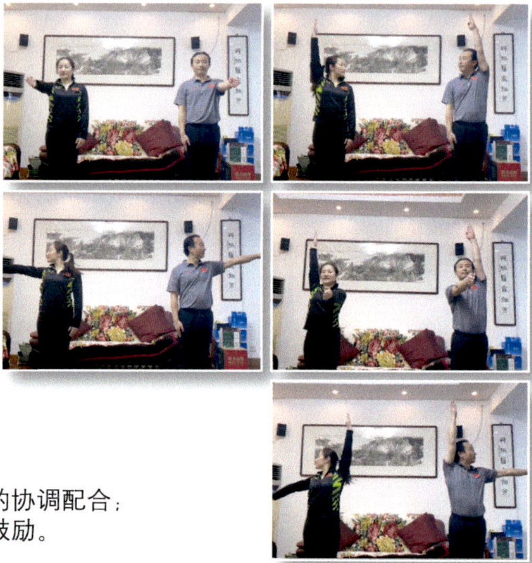

准备动作： 两人并排站立。

动作方法： 举对侧手臂，做相向练习；手臂前平举，掌心向内，上举，转头对视，手臂打开至侧平举，放下，眼随手动；
可以增加难度至双臂同时练习，甚至双臂不同步练习；
左右手臂交替练习，一拍一动，共 8 个八拍。

注意事项： 始终保持手臂横平竖直；
注意手臂动作与头部动作的协调配合；
两人注意眼神交流，相互鼓励。

练习二 摆腿绕圈练习

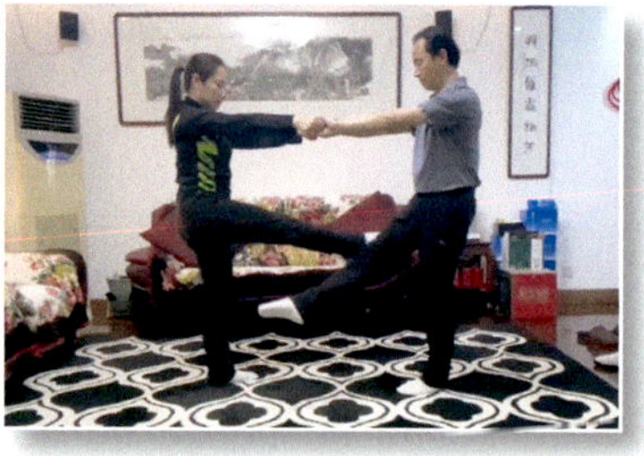

准备动作： 两人一臂距离对面站立，双手互握，以一腿为主力腿。

动作方法： 以踢摆右腿为例，移重心到左腿，抬起右腿，由外向内绕圈，两腿互绕，也可加入由内向外绕圈；
5 ～ 8 次为一组，重复 3 ～ 5 组，左右交替练习，亦可根据两人身体情况调整练习次数与组数。

注意事项： 双腿注意保持膝盖伸直，可相互检查；
自已保持平衡，不要互相拽扯。

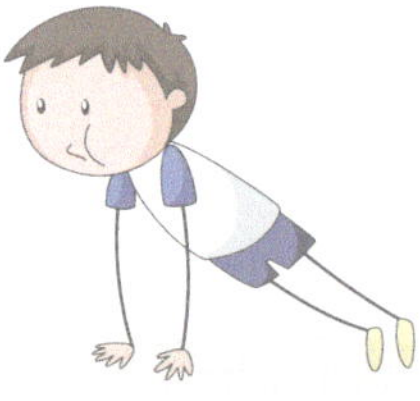

练习三 俯撑蹬踏练习

准备动作： 一人（A）平躺于地面，双腿并拢举起 45°，膝盖稍弯曲，双臂自然放置于地面；
另一人(B)站至A的腿部前方，双腿前弓步迈开，双手用力抓住A举起的双脚脚掌。

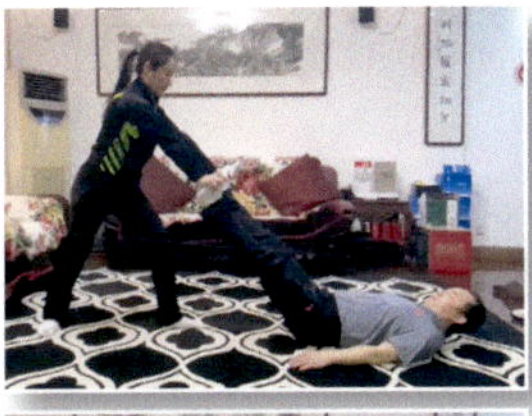

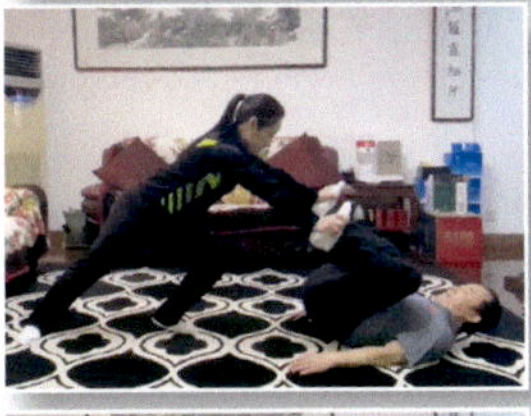

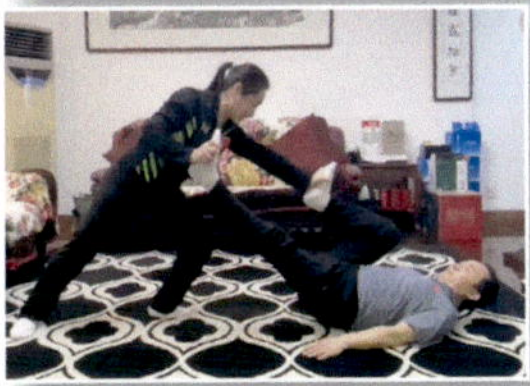

动作方法： ① A 进行弯曲—蹬直腿部运动，B 手臂保持伸直，在 A 腿部弯曲的同时适当加大下压力度，促使 A 逐步使用更大的力量能够蹬直腿；
每蹬直一次记一次数，5 ~ 8 次为一组；
②继续保持①的姿势，A 两腿交替屈伸，做类似蹬自行车动作，A 左腿伸直的同时 B 左手手臂弯曲，左右交替变更动作完成 5 ~ 8 次；
两组练习各 3 ~ 5 组，可根据自身情况调整练习次数与组数；
两人可相互交换练习动作。

注意事项： 可根据练习者的身体情况，逐渐加大练习的力度及次数；
平躺练习者臀部尽量贴于地面，站立者弓步后脚脚跟不要抬起；
两人在完成过程中注意协调配合。

练习四 踢腿练习

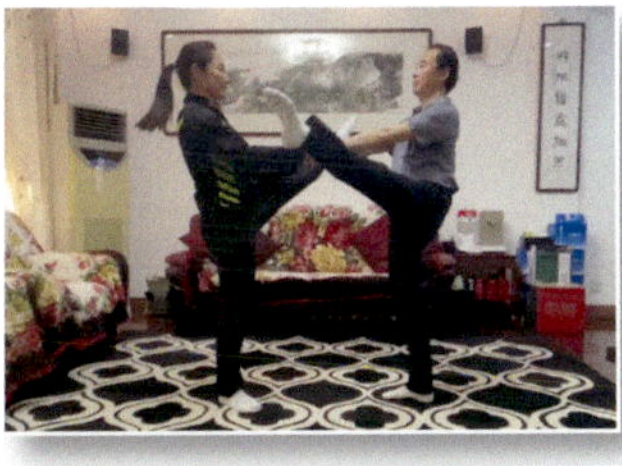

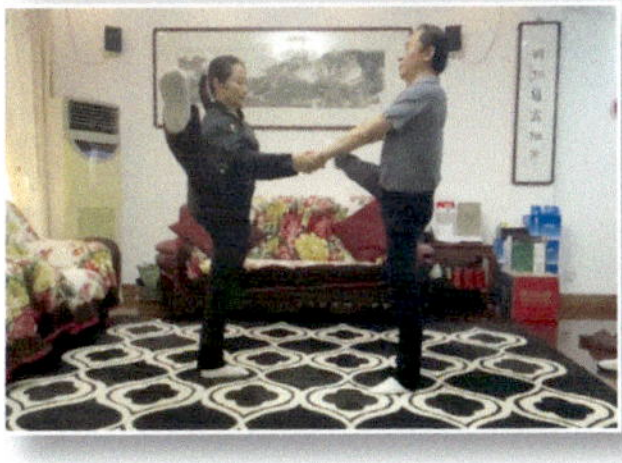

准备动作： 两人一臂距离对面站立，双手互握。

动作方法： 以踢左腿为例，两人同时踢左腿，踢腿高度视个人情况而定；
一拍一动，5 ~ 8 次为一组，可以左右交替练习或轮流完成，重复练习 3 ~ 5 组，亦可根据自身情况调整踢腿的速度、幅度、次数与组数。

注意事项： 大幅度动作前做好热身活动；
主力腿保持蹬直，背部保持挺直，抬起的腿尽量保持膝盖脚面绷直；
保持身体重心稳定性，不要拽扯对方；
两人面对面可相互鼓励打气。

练习五 下蹲练习

准备动作： 两人一臂距离对面站立，双手互握。

动作方法： 下蹲，站立，臀部稍后翘，可根据两人情况逐渐加大幅度至大腿平行于地面；
每向下蹲一次计一次数，5 ~ 8 次为一组，重复练习 3 ~ 5 组，亦可根据自身情况调整练习次数与组数。

注意事项： 背部保持挺直；
下蹲时膝盖不要超过脚尖；
根据个人情况逐渐增加动作幅度。

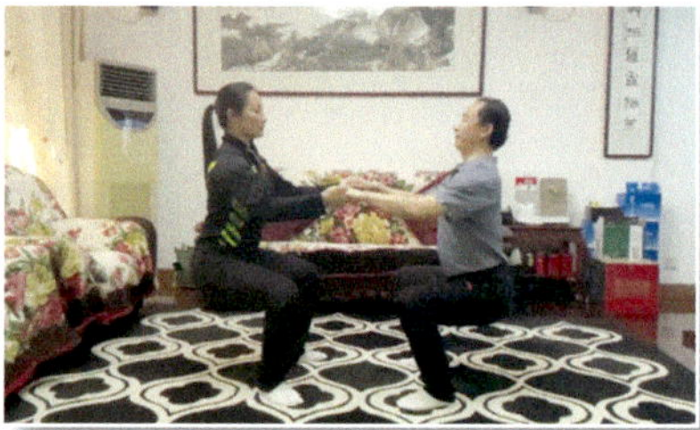

练习六 仰卧起坐与俯卧撑练习

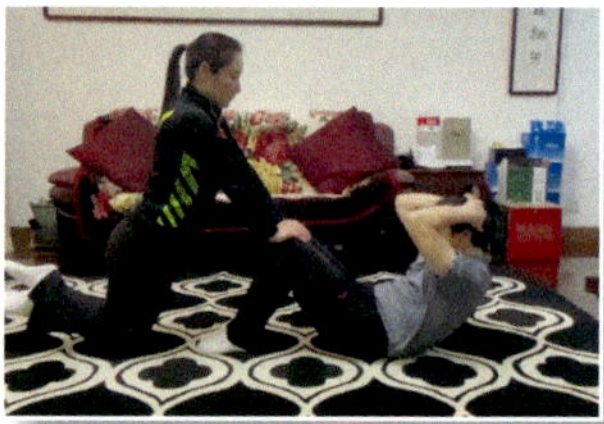

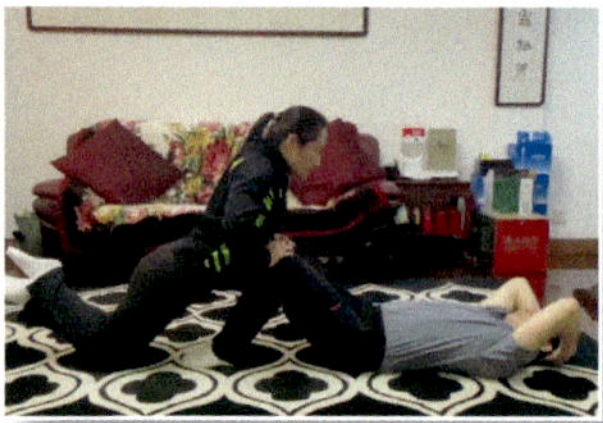

准备动作： 一人（A）仰卧，双手抱头，双腿屈膝，大小腿夹角 90°；
另一人（B）跪撑，双手撑于 A 膝盖处。

动作方法： A 做仰卧起坐，B 做俯卧撑；
双人可以同时练习或依次动作，每个动作完成 5 ~ 8 次，两人可相互交换练习动作，重复练习 3 ~ 5 组；
可根据两人自身情况，采用屈腿练习或标准俯卧撑姿势，并调整练习次数与组数。

注意事项： 俯卧撑练习者手臂的弯曲程度可由小至大，逐渐加大难度；
仰卧起坐练习者将力量集中于腹部，手臂及头颈不要过于用力；
两项练习数量都可由小至大。

练习七 仰卧举腿练习

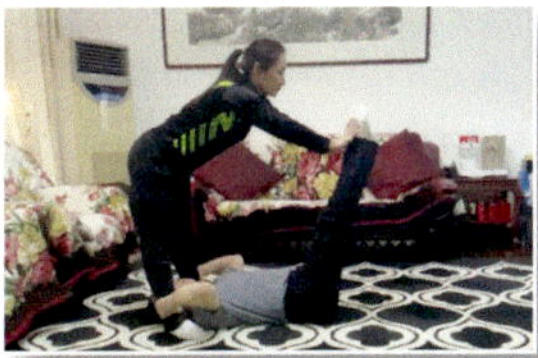

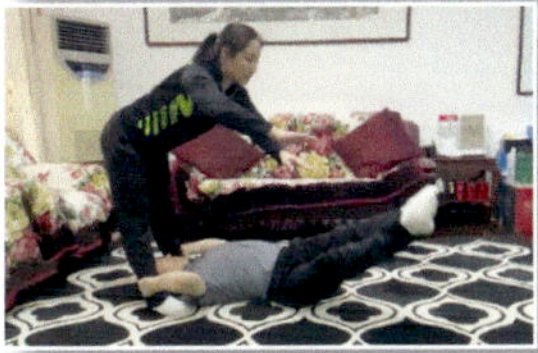

准备动作： 一人（A）双脚分立，俯身双臂前举；
另一人（B）仰卧，双腿并拢，双手抓住 A 的脚踝。

动作方法： B 仰卧举腿，脚向 A 手臂位置踢；
在 B 腿回落过程中，A 用手稍推 B 脚，给予反作用力，增加 B 的完成难度；
5～8 次为一组，重复练习 3～5 组，两人相互交换动作；
可根据两人自身情况，增加难度进行绕环练习或降低难度进行屈膝练习，并调整练习次数与组数。

注意事项： 平躺者保持背部、臀部紧贴于地面，集中腹部力量及腿部力量完成动作，并保持膝盖脚面绷直，不可使力拽扯站立者；
站立者双脚踩实站稳；
根据练习者的情况，逐渐加大动作速度与动作数量。

练习八 背肌练习

准备动作： 一人（A）俯卧，双臂向前侧伸直，双腿并拢伸直；
另一人（B）半跪于 A 腿后，双手压于 A 脚踝处。

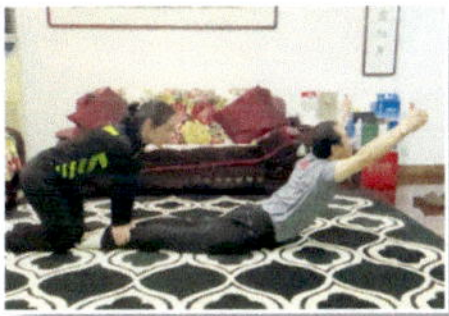

动作方法： A 背肌收缩，抬头起上体；
B 压住 A 脚踝处，抑制 A 腿部翘起；
5～8 次为一组，重复练习 3～5 组，两人可相互交换动作，亦可根据两人自身情况调整练习次数与组数。

注意事项： 俯卧者要注意充分感受到背部肌肉的发力。

练习九 平板支撑练习

准备动作： 两人面对面成俯撑姿势，手掌撑地，双臂伸直。

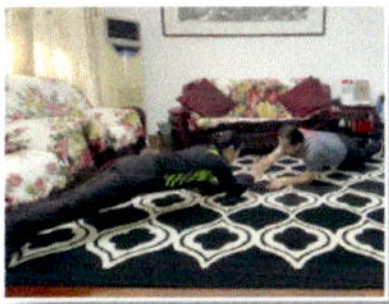

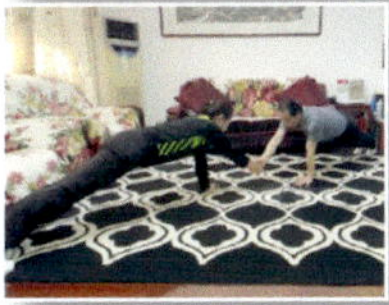

动作方法： 两人俯撑，保持 8～10 秒，然后相互击掌；
改换姿势为肘撑，击掌，再换成俯撑，击掌；
如此反复，3～5 次为一组，可重复练习 2～3 组，亦可根据两人自身情况调整练习次数与组数；
练习时可根据个人体能情况采用俯撑、肘撑或跪撑姿势；
练习时身体核心收紧，保持背部、腿部、臀部一条线。

注意事项： 此动作需要的核心控制和手臂控制较大，可量力而行，逐渐增加练习负荷；
在此练习中，两人面对面可相互加油打气，并检查身体是否成一条水平线。

健身小贴士

运动时的强度控制很重要，居家运动时应以有氧运动（人体在氧气供应充分的情况下进行的体育运动，一般以运动时可以进行正常的语言交流为参照）为主，避免过大的强度，心率控制在最高心率（最高心率 =220− 年龄）的 40% ~ 60% 即可，不要超过 80%。如果是初学者，应注意循序渐进，可以使用手环或 10 秒心率计数来测算心率。

营养小贴士

丰富主食种类，搭配出新花样

食物种类要丰富多样，每天至少摄入 12 种，每周至少 25 种食物。不要偏食，荤素要搭配，防疫形势严峻时，如果有条件的话，每天可增加摄入食物种类，达到 20 种食物。谷薯类食物是我国人民的主食，为人体提供一切生命活动所需能量，是抵抗病毒的基础保障，但主食不要除了米饭就是白面条，我们可以将米面中混合多种的杂粮，如紫米、小米、红豆、燕麦、荞麦等，不仅增加了主食的可观赏性，营养价值也提高不少。红薯、马铃薯、紫薯、芋头、山药等食物，可以替代部分米面食物，用它们作为主食的替代品不仅可改变主食的花样，营养价值也能增加不少。蔬菜与水果也要尽量选择多种颜色，尤其是深色的果蔬中含有更多的抗氧化成分，能增加我们的免疫能力。

心理健康小贴士

居家隔离时用好嗅觉、味觉

嗅觉是能够强有力开启记忆的开关。因此，找到曾经让我们愉悦的气味很重要。

1. 可以试着使用一点自己喜欢的香薰、香水。
2. 可以自己制作一些拥有诱人气味的食物，如巧克力蛋糕。
3. 家里的花花草草，它们都有自己独特的清香。
4. 拥抱爱人或孩子，他（她）的气味会让你平静温暖。

味觉和食欲是健康最直接的体现，任何身心疾病都会影响味觉和食欲。品尝美食能缓解我们的心理压力。

1. 可以翻开食谱，开启美食制作之旅。
2. 久违的小糖果、巧克力、冰激凌等，都能轻轻松松便给人带来愉悦感。
3. 茶、咖啡等饮品，此刻我们得以细细品尝，仔细感受它们的独特味道。
4. 水果或小食，都可以切成小片或小块，慢慢品尝这些平时被忽略的味道。

06 羽毛球拍特色练习

特殊时期，不能到球馆打球，不过可以拿起羽毛球拍，在家做做特色练习。这些特色练习将有助于提高心肺功能，改善肌肉耐力，消除腰部和腹部的多余脂肪。

“活动有方，五脏自和”

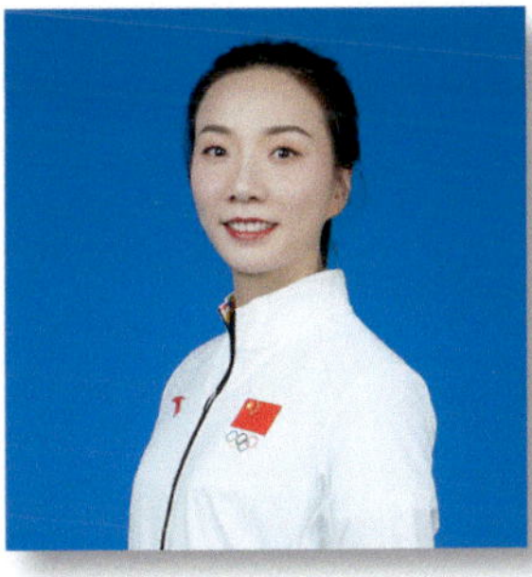

成淑

原南京体育学院羽毛球队运动员，2012年羽毛球尤伯杯冠军，2010年广州亚运会羽毛球女团冠军，国际级运动健将。现任职于江苏省体育局青少年训练与反兴奋剂管理中心。

请扫二维码
观看动作视频

练习一 拉伸运动

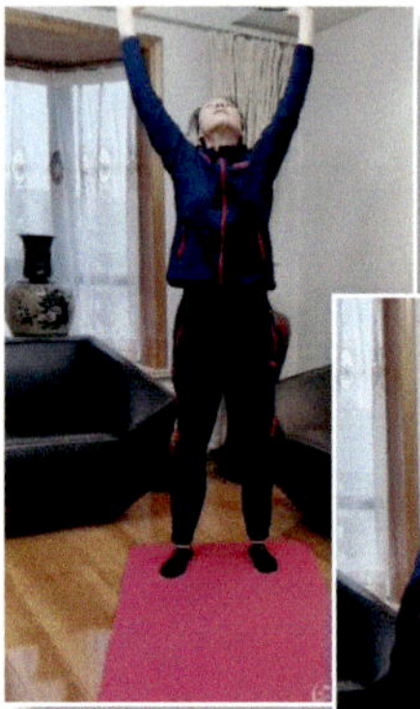
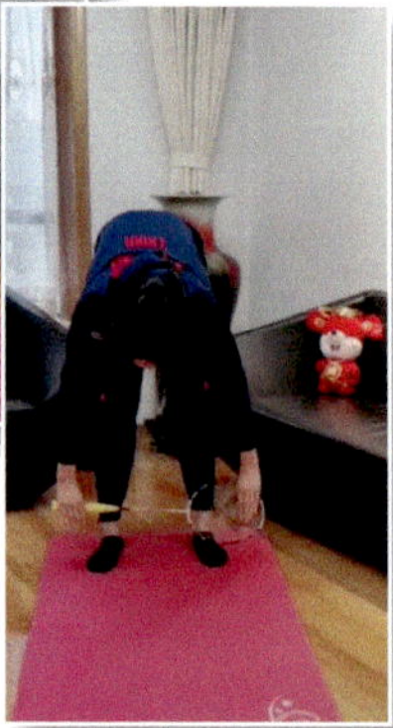

准备动作： 开立，双手握住羽毛球拍两端。

动作方法： 双臂上举，抬头挺胸收腹，在垂直位向后振动 3 ～ 5 次，感受胸腔的打开、背部肌肉的拉伸；
接着双臂向下延伸，含胸收腹，做体前屈，同时在最低位置上下弹动 3 ～ 5 次；
上下交替练习各 5 ～ 8 次，亦可逐渐加大幅度及力度。

注意事项： 手臂带动，振动幅度应由小至大，防止肌肉拉伤。

练习二 臂腿组合运动

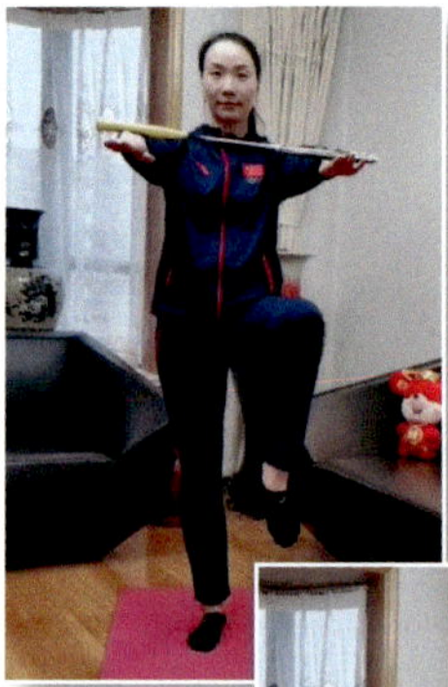
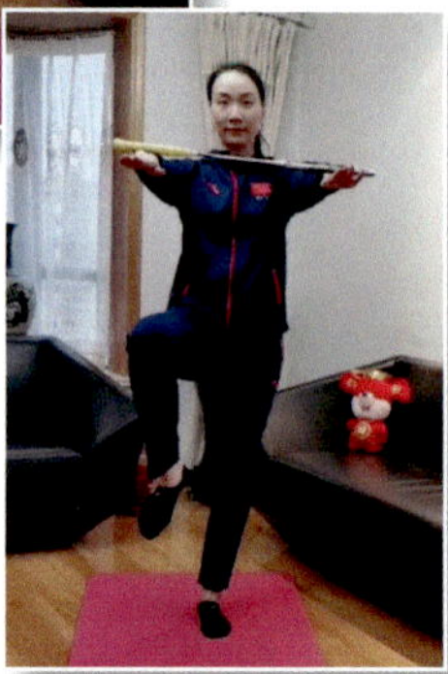

准备动作： 开立，双臂前平举，将羽毛球拍（或棍状物体）横放于手背上，背部保持挺直。

动作方法： 手臂保持静力控，提左膝，大小腿夹角 90° ，脚尖向下；
左右腿交替练习各 5 ～ 8 次或更多为一组，可练习 3 ～ 5 组；
此动作会同时达到平衡控制和腿部运动的作用，难度适中，可根据自身情况适当调整次数与组数。

注意事项： 平衡力较差的练习者，在练习初期腿部抬起的高度可稍稍降低，随着练习增多逐渐掌握动作要领后，可逐渐抬高腿部高度。

练习三 对墙抽挡练习

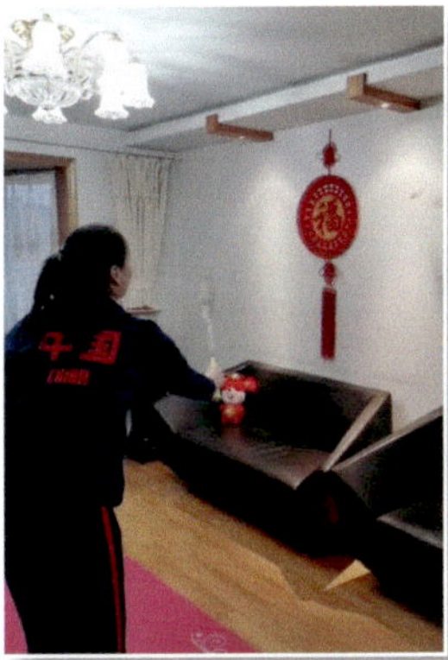

准备动作： 单手握拍，面对墙壁站立，做好羽毛球击打准备。

动作方法： 面对墙壁，完成羽毛球拍抽挡动作练习，可根据个人情况可配合脚部左右击打移动，增加运动负荷量；
每击打一次记一次数，每组完成 8 ～ 10 次或更多，可练习 3 ～ 5 组，亦可根据自身练习情况调整完成次数与组数。

注意事项： 此练习对于羽毛球运动练习较少者有一定的难度，可循序渐进，慢慢找到击打的感觉和规律，不可过于心急。

练习四 击掌开合跳练习

准备动作： 开立，双臂合掌至头上方。

动作方法： 双臂打开至头上击掌，经侧向下还原，双腿配合手臂动作完成开合跳，并保持背部挺直、腹部收紧，配合呼气吐气；
头上击掌一次计一次数，根据个人体能情况，初期完成 8 ～ 10 次，可慢慢增加至 10 ～ 15 次为一组，练习 3 ～ 5 组，亦可根据自身体力情况调整练习组数。

注意事项： 注意击掌动作与开合跳的协调配合，并在练习过程中主动调节呼吸；
此练习对心肺功能非常有益，但注意循序渐进，不要过量。

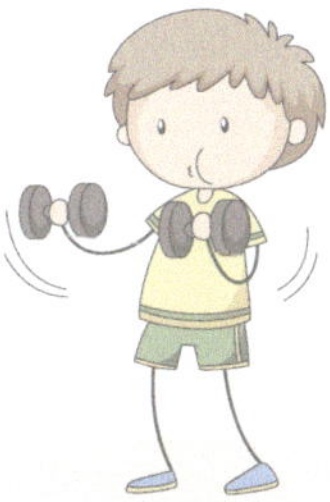

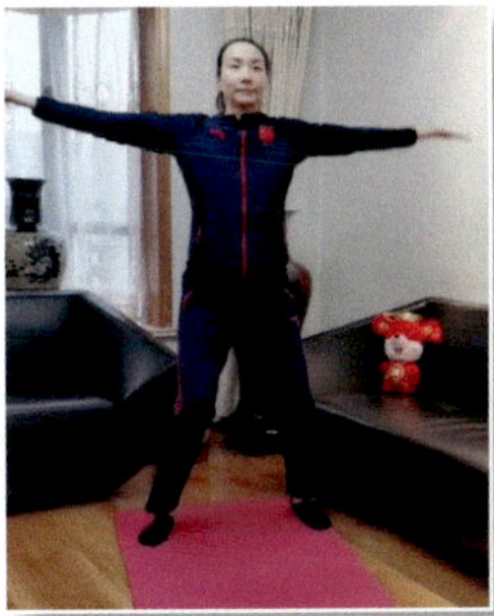

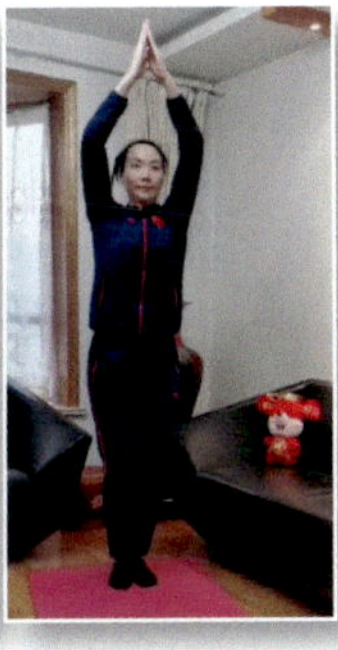

练习五 仰卧举腿练习

准备动作： 仰卧，双腿并紧，双手掌心向下垫于臀部下，身体及腿部微微向上抬起 45°，下巴及腹部收紧。

动作方法： 运用腹部力量及腿部力量，依次完成左右腿举起放下、双腿举起放下动作；
如此反复练习，举腿次数可由 3～5 次慢慢增加次数，练习 3～5 组，可根据个人身体素质及力量调节练习姿势及速度，如快起快落、快起慢落、慢起慢落等；
也可简易难度将身体平躺贴于地面，或者双手撑于身体后方帮助完成。

注意事项： 将力量集中控制于腹部及腿部，保持膝盖伸直，量力而行，逐渐增加数量及运动负荷。

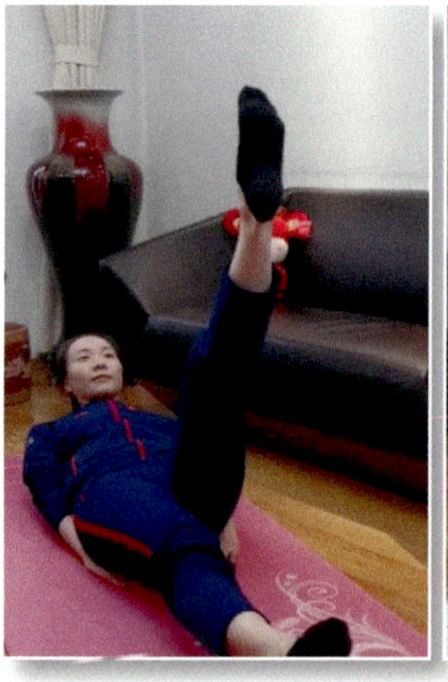

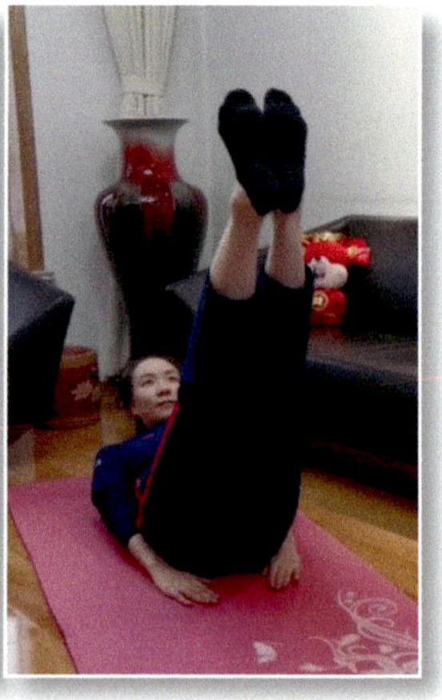

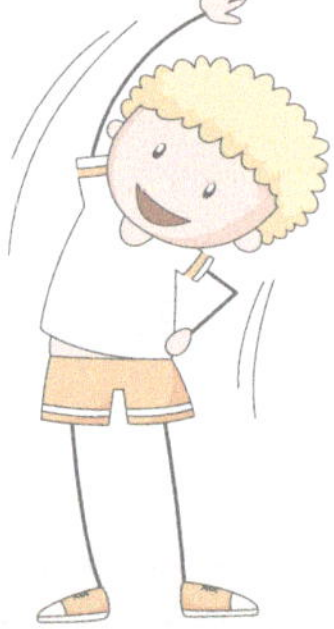

练习六 俯撑侧提膝练习

准备动作： 俯撑，双臂伸直。

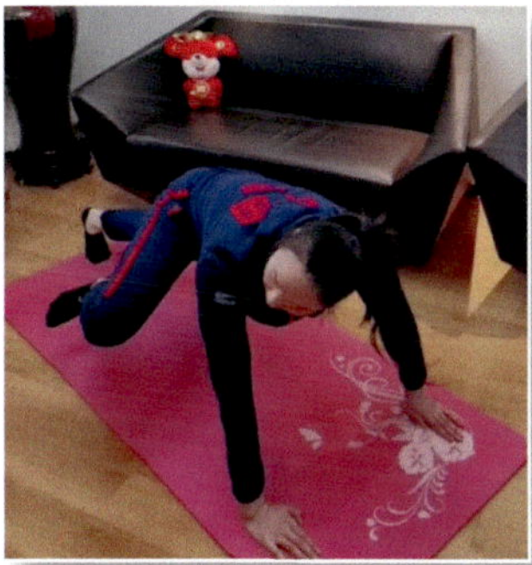

动作方法： ①左右脚依次向前迈步并拢，左右脚依次向后蹬直还原成俯撑动作；
②左右脚依次向侧提膝抬起，尽量抬至水平位及以上，侧提膝的同时头部向提膝侧转体，眼随腿动；
如此反复，各动作 5 ~ 8 次为一组，练习 3 ~ 5 组，亦可根据自身情况调整完成次数与组数。

注意事项： 注意控制自己的臀部不要翘起，腹部保持收紧；
侧提膝的幅度可由低到高，循序渐进。

练习七 抱头弓步跳

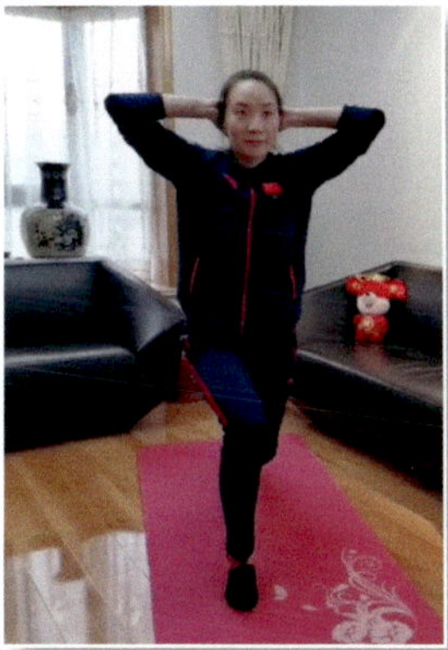

准备动作： 直立，双手屈臂抱于头后，肘关节打开，背部保持挺直。

动作方法： 左右脚交替弓步跳，双膝弯曲，后腿脚尖踩地，跳起腾空完成左右腿交换；
根据个人腿部力量和身体素质，可逐渐加大膝盖弯曲程度和跳起高度，增加运动负荷；
每跳一次记一次数，可由 8 ~ 10 次逐渐增加至 10 ~ 15 次为一组，练习 3 ~ 5 组，亦可根据自身情况调整完成次数与组数。

注意事项： 此练习运动负荷较大，需量力而行，有轻微的大腿肌肉酸痛属正常现象。

健身小贴士

肌肉力量训练时，应先训练大肌肉，再进行小肌肉训练。因为小肌肉较大肌肉更容易疲劳，先锻炼小肌肉会令锻炼大肌肉时达不到应有的负荷，所以在锻炼时应合理安排运动计划。

营养小贴士

多选用深色的蔬果与水果

新鲜的蔬菜、水果是国际公认的防病保健食物。深色蔬果中的 β-胡萝卜素、核黄素和维生素 C 含量较浅色蔬果高，而且含有更多的有益健康的活性化合物。色素深黑的蔬果含有丰富的多酚，后者是一种高效能的抗氧化物，其抗自由基的能力特别强，能加速我们机体清除体内垃圾的能力。深色蔬果是指深绿色、红色、橙黄色、紫黑色的蔬菜、水果，常见的深绿色蔬果有：菠菜、油菜、芹菜、苦瓜、青椒、芥菜、西蓝花、猕猴桃等。常见的红色、橙黄色蔬果有：西红柿、胡萝卜、南瓜、红辣椒、草莓、西瓜、菠萝等。常见的紫黑色蔬果有：茄子、紫葡萄、蓝莓等。请大家广泛选择，多种搭配。

心理健康小贴士

如何判断应激反应过度

重大事件激活应激状态，对身体的影响是多方面的。此次疫情属于重大应激事件，对不少人的呼吸系统、内分泌系统、消化系统等，都容易产生明显影响，需引起重视。

判断应激反应过度并不复杂：

1. 连续三天或以上的睡眠困扰。

2. 明显的身体不适感，如身体紧张、食欲不振、尿频、尿急、心慌气短、坐立不安、多汗、畏寒等。

3. 反复回想与疫情相关的消息、视频等。

4. 容易受到惊吓，或不敢看去疫情相关的消息。

5. 反复回忆某个阶段的痛苦经历。

6. 明显的情绪不稳定，紧张、恐惧、悲伤、抑郁、易怒。

7. 出现冲动、攻击性、伤害性言语和行为。

07 拉伸综合练习

俗话说:“筋长一寸,延寿十年。”韧带拉伸综合练习可以保护韧带,放松肌肉,促进血液循环,也有助于提高身体柔韧度,使肌肉更加紧致,线条更加流畅。柔韧是项长期工程,需要每日练习,持之以恒。

“运动即修行”

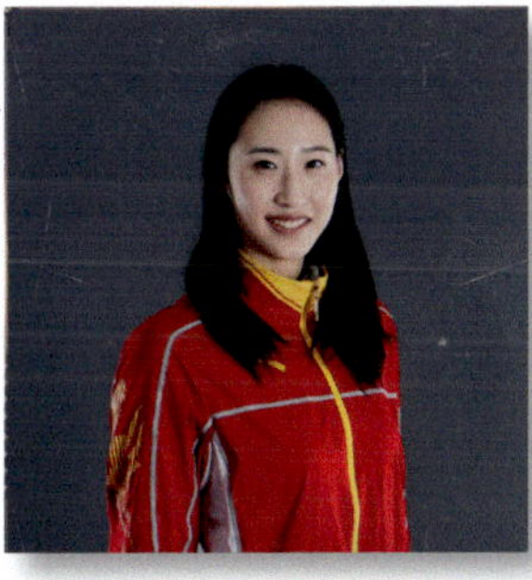

顾笑

中国花样游泳队运动员,2014 年仁川亚运会女子花样游泳集体第一、集体组合第一,2014 年第十三届国际泳联花样游泳世界杯集体第一、集体组合第一,2016 年国际泳联花样游泳大奖赛集体第一、托举组合第一、集体组合第一。2017 年被授予中华人民共和国体育运动荣誉奖章,2018 年被授予江苏省“一等功”荣誉称号。

请扫二维码
观看动作视频

练习一 手臂拉伸

准备动作： 直立。

动作方法： 双臂侧平举，慢慢将手臂一上一下向后屈，渐渐缩短两手之间的距离至双手拉住，拉伸手臂感受胸腔的打开，在双手最短距离保持 3 ～ 5 秒，然后缓慢打开换另一方向练习相同动作；

左右手臂交替，重复练习上述动作 5 ～ 8 次。

注意事项： 拉伸前做好热身活动；

根据个人身体情况循序渐进地缩短两手之间的距离，不可急于求成。

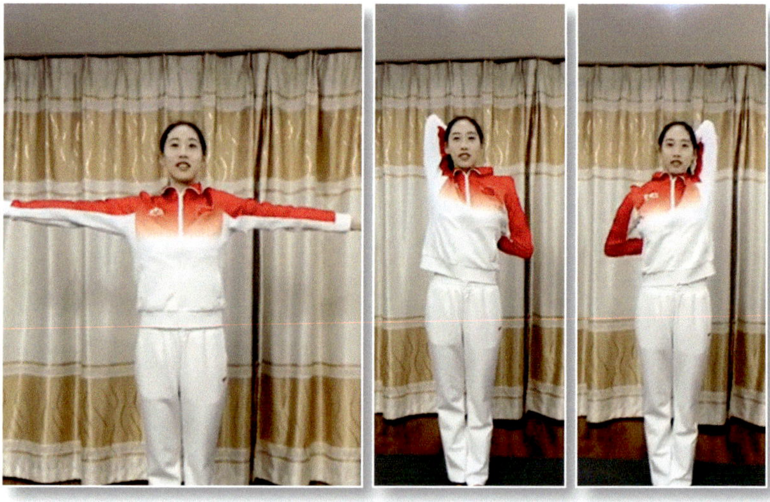

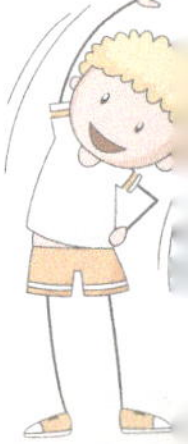

练习二 侧腰拉伸

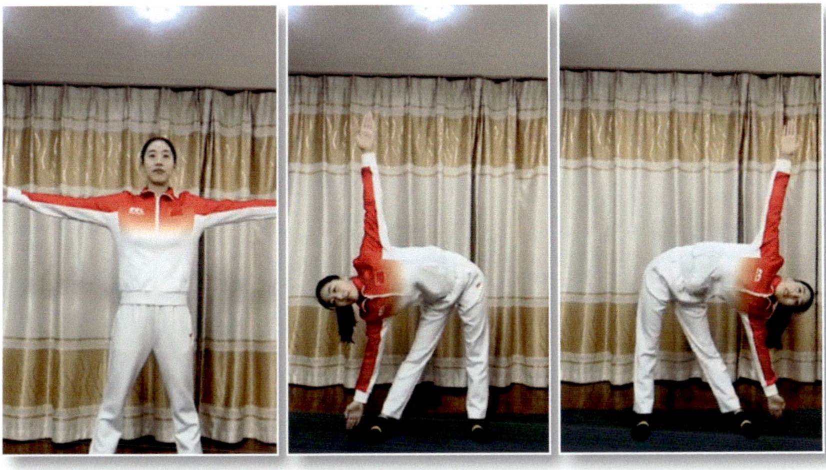

准备动作： 开立，双臂侧平举。

动作方法： 以右侧拉伸为例，身体向右侧屈，双臂打开成一条垂直线，右手尽量摸至脚尖处，在最大幅度位置控制 3 ～ 5 秒，感受手臂的延长和腰部肌肉的拉伸，接着缓慢还原，换反方向做相同动作；
左右交替练习各 3 ～ 5 次；
也可加入头部动作，看向上方手指处增大拉伸幅度，亦可根据个人身体情况增加或减小幅度、次数及秒数。

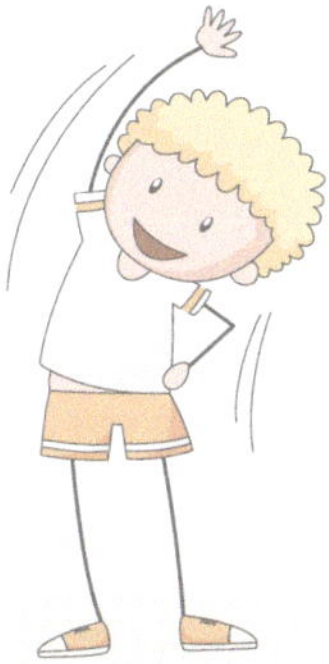

注意事项： 手臂向两端延伸，拉伸幅度也应由小至大，避免心急造成肌肉拉伤。

练习三 前屈拉伸

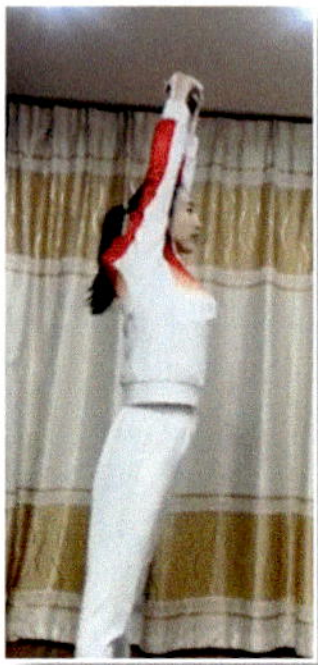

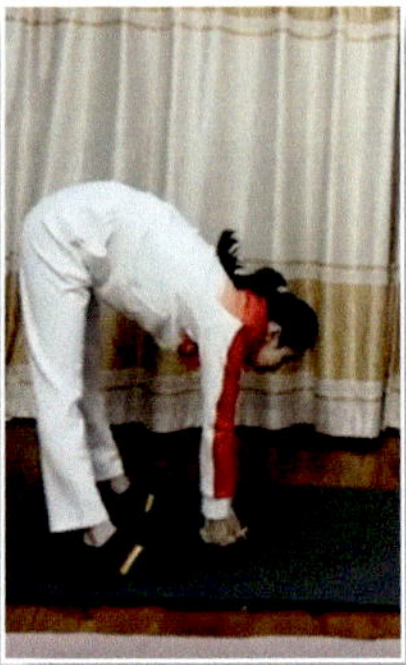

准备动作： 开立，双臂上举十指交叉，掌心向上。

动作方法： 双臂向上顶，在最高点保持 3 ～ 5 秒；
接着体前屈，手臂从最远处向下划半圆至手掌接近地面，重心放在双脚中间，到达水平位置时臀部可微微翘起，并在最低幅度保持 3 ～ 5 秒；
反复练习上下拉伸各 3 ～ 5 次，可根据个人情况增加练习的次数与幅度；
在练习过程中手臂、背部、腿部保持挺直、伸直状态，并在划圆过程中手臂和背部无限延伸，感受背部肌肉的拉伸。

注意事项： 注意双脚踩实扎稳，不要抬起脚后跟；
动作幅度因人而异，动作幅度和下压程度也应由小至大，循序渐进。

练习四 前劈腿拉伸

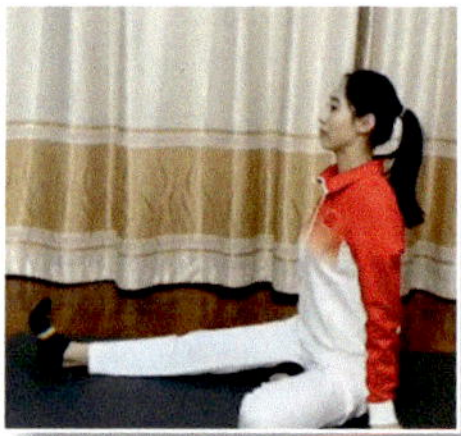

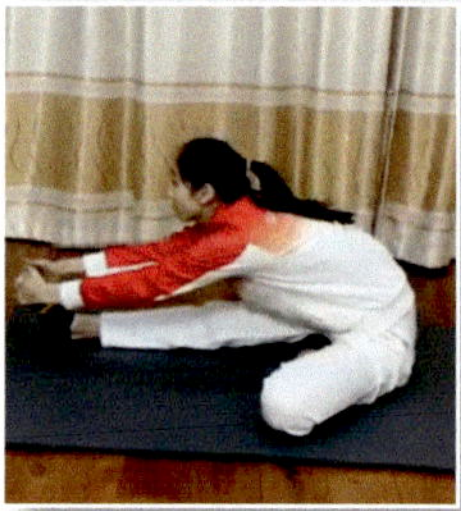

准备动作： 坐立，以右腿为例，右腿向前伸直勾脚，左腿侧屈盘坐，双手自然放置于体侧。

动作方法： 十指交叉掌心向内，手臂向前延伸，背部保持挺直，下压身体使胸部尽量贴于腿部；
根据自身柔韧度使双手尽量勾住右脚脚心，右腿膝盖保持伸直，并在最大程度坚持 3 ～ 5 秒，感受腿部韧带的拉伸，也可上下弹动 3 ～ 5 下；
反复拉伸 3 ～ 5 次，换左腿做相同动作；
亦可根据自身柔韧程度，调整身体下压程度、秒数及次数。
练习过程中拉伸腿尽量保持膝盖蹬直；

注意事项： 在锻炼的初期可适当弯曲膝盖；
柔韧是项长期工程，需要每日练习，持之以恒。

练习五 侧劈腿拉伸

准备动作： 坐立，双腿打开，以右腿为例，右腿伸直绷脚尖，左腿大小腿折叠，脚掌顶于右腿大腿内侧，双手自然放置于体侧。

动作方法： 身体侧倒向右腿靠拢，左右臂跟随身体向右脚处延伸，两手配合身体下压尽量摸至右脚，并在最大程度坚持 3 ～ 5 秒，感受胯部韧带的拉伸，也可上下微微弹动 3 ～ 5 下；
反复拉伸 3 ～ 5 次，换左腿做相同动作；
亦可根据自身柔韧程度，调整身体下压程度、秒数及次数。

注意事项： 柔韧性因人而异，下压幅度和次数也应由小至大，逐渐增加；
身体尽量保持侧倒，面朝前。

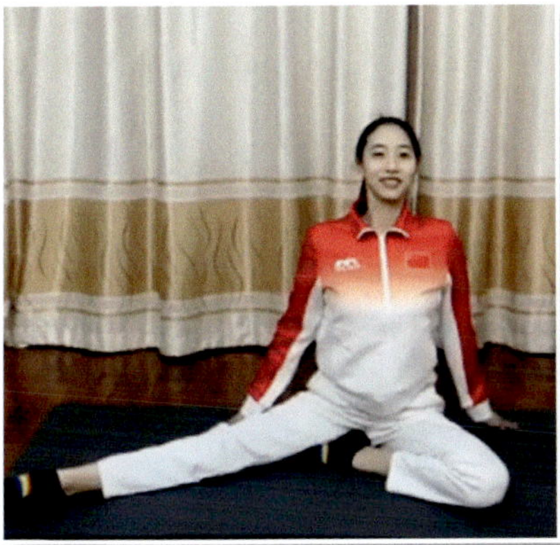

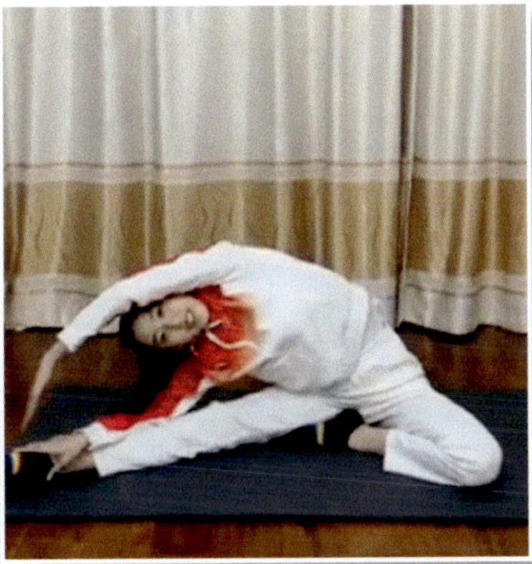

健身小贴士

正常运动时，间歇时间不要过长，否则身体会变冷，健身效果会减弱；运动强度稍大时，不可突然停止，应慢慢降低强度，避免重力性休克；运动时可以结合动态和静态动作来提高健身效果，如动态前踢腿练习可结合前踢的静态控腿动作，以更好地提升肌肉控制能力。

营养小贴士

适当增加优质蛋白摄入量

在食物多样、谷类为主的前提下，要适当增加优质蛋白食物，增加机体抗病能力。可选择鱼类、鸡蛋、牛奶，以及猪牛羊等畜瘦肉，同时添加适量的豆类与坚果类食物，它们不仅蛋白质含量高，而且容易消化。如饮用奶类，请您根据自身情况，每天喝 250 毫升的牛奶，也可以适当增加奶制品的摄入，有乳糖不耐的人群可以用酸奶代替。建议您每日食用 2 ～ 3 颗核桃或等量坚果，并适当摄入豆腐、豆浆、豆腐干等豆制品。

心理健康小贴士

如何帮助亲友缓解情绪

疫情当前，应该如何帮助身边的亲朋好友拥有较好的心理状态呢？

1. 提供安全、卫生的生活环境。在安全的前提下指导或帮助亲友做好清洁、消毒等居家卫生工作。提供可靠的医疗机构的名称、地址、电话信息。

2. 提供温暖、可靠的心理环境。由于每个人的心理承受能力、信息获取渠道、感受方式不尽相同，面对突发情况的反应也会不同。对于亲友的诉说，应尽量做到多倾听、少评价，多陪伴、少判断，多引导、少批评。

08 地面综合进阶练习

运动健身的目标是拥有健康，循序渐进、适度适量、安全有效是永远要把握好的三个原则。地面综合进阶练习既能训练协调能力，也能锻炼全身肌肉。练习过程中不要憋气，主动调节呼吸；动作幅度和运动负荷应由小到大，循序渐进。

“让运动成为习惯”

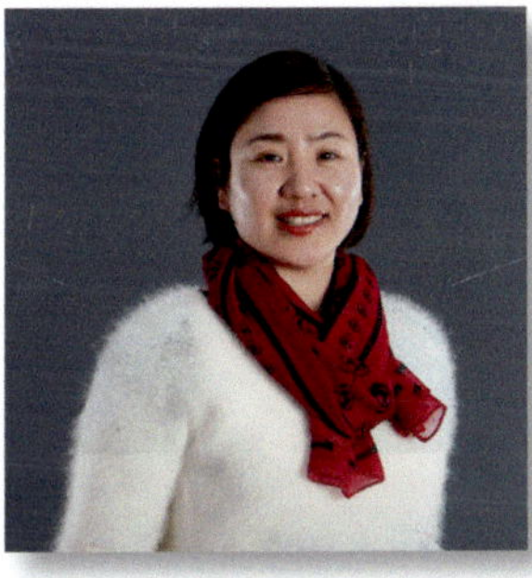

路海松

第七届世界杯跳水女子团体、男女混合团体冠军，1994、1996、1998年三届世界大学生女子三米板冠军，国际级运动健将。现任江苏花样游泳队副领队。

请扫二维码
观看动作视频

练习一 半躺收腹

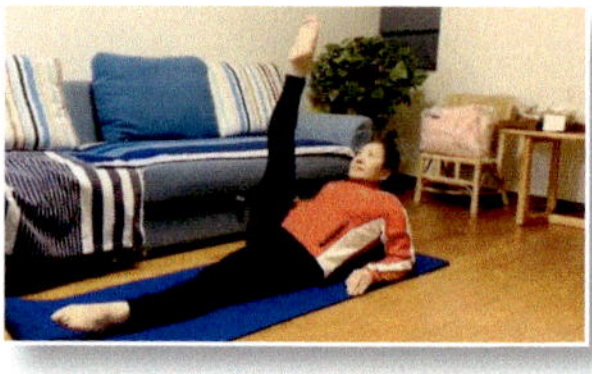

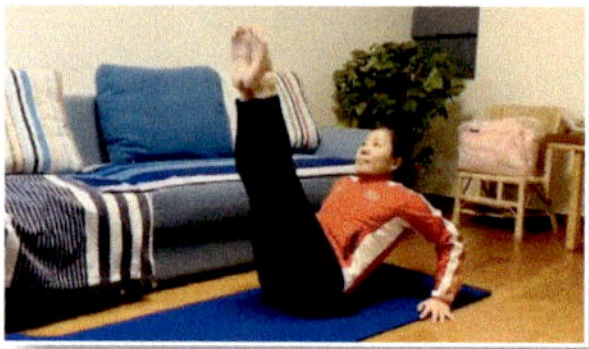

准备动作： 并腿坐，双手体后支撑。

动作方法： ①一腿沿地面伸直，另一腿加速向上踢；可连续踢一条腿，也可两腿交替上踢；也可上体后倒，前臂支撑地面，踢腿，此时踢腿的幅度可加大；5～8次为一组；

②上体保持不变，屈膝，脚尖点地，保持大腿不动，向上伸直小腿控制在45°位置停留3～5秒，还原成脚尖点地，可单腿练习，也可双腿同时动作；上述动作可反复练习3～5组。

注意事项： 身体核心部位收紧，腿部尽量伸直；视练习者个人体能情况每个动作之间各休息8～10秒。

练习二 仰卧举腿

准备动作： 抱腿蹲。

动作方法： ①低头含胸，双手抱紧小腿，向后、向前滚动3～5次，稍事休息，反复练习3～5组；滚动动作要求身体适度紧张，上体靠紧腿部，后倒时以臀、腰、背依次着地，上体不能松散；

②向后团身，慢慢将腿伸直，尽量贴近身体并向后延展，在最大位置保持5～8秒；该动作可由单腿练习开始，进阶到双腿练习；

③单举腿练习，一腿上举，垂直于地面，另一腿放平，控制5～8秒；亦可一腿上举，另一腿屈膝收吸，左右腿交替练习各5～8次或者更多为一组，练习3～5组；此动作会同时达到平衡控制和腿部运动的作用，难度适中，可根据自身情况适当调整次数与组数。

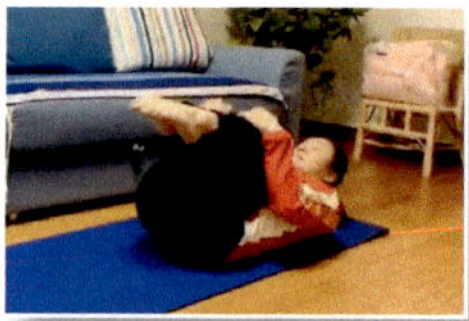

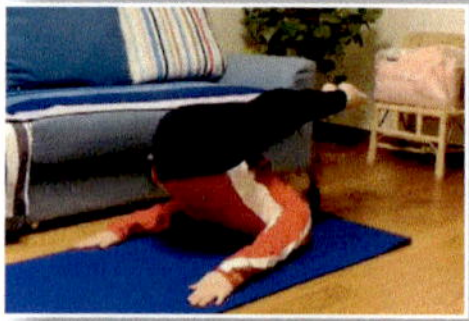

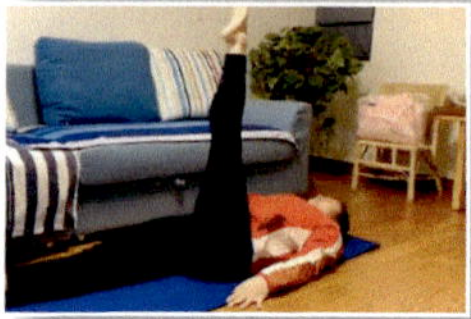

注意事项： 该练习有一定难度，初始练习者可适当减小动作幅度和练习负荷。

练习三 多姿核心

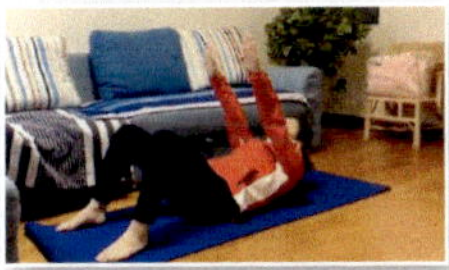
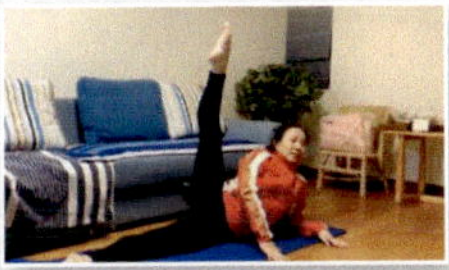
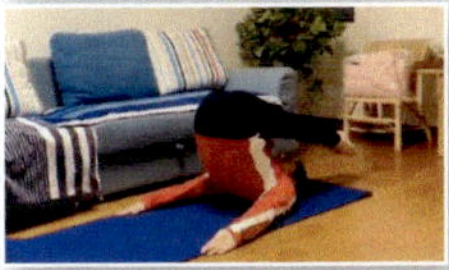
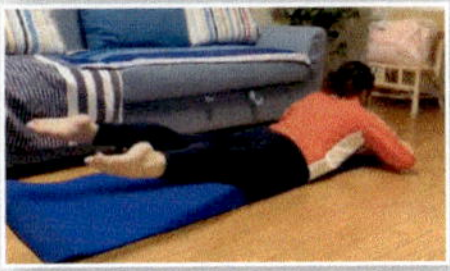
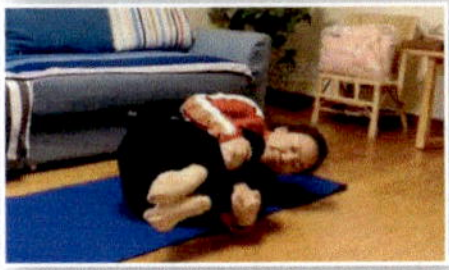

准备动作： 仰卧屈膝。

动作方法： ①双腿放下，双臂上举，腹肌用力带动肩背部离开地面，保持 5 ～ 8 秒；
②手臂放下，卷腹举腿至后点地，打开放下，可反复练习 5 ～ 8 次为一组；
③侧左身收腹团身，双手抱腿，打开，伸直手臂与腿，5 ～ 8 次为一组，左右交替练习；
④侧卧踢腿，下侧腿伸直，另一腿向前、侧、后踢，5 ～ 8 次为一组，左右交替练习；
⑤俯卧，背部肌肉用力，双腿和上体离开地面，控制练习，也可动静结合，每组 5 ～ 8 秒；
上述练习可重复 3 ～ 5 组，亦可根据自身练习情况调整完成次数与组数。

注意事项： 收腹练习时，腰部不要离开地面；
团身要紧，打开要尽量延伸；
上述动作可单个练习，也可循环练习。

练习四 多姿屈伸

准备动作： 跪坐。

动作方法： ①双手体后支撑，抬起双膝，拉伸脚背，在最大位置保持 5 ～ 8 秒；
②单腿跪撑，另一腿向后踢，踢 5 ～ 8 次后在最大位置保持 5 ～ 8 秒，左右交替进行；
③含挺胸练习，跪撑，低头含胸，后背尽量向上顶起，抬头挺胸，充分打开胸廓，反复 5 ～ 8 次为一组；
④站立体前屈，身体尽量贴紧双腿，双臂向下伸展，可弹动下压，并在最大位置保持 3 ～ 5 秒；
以上动作初期可完成 3 ～ 5 组，根据个人体能情况可慢慢增加练习组数。

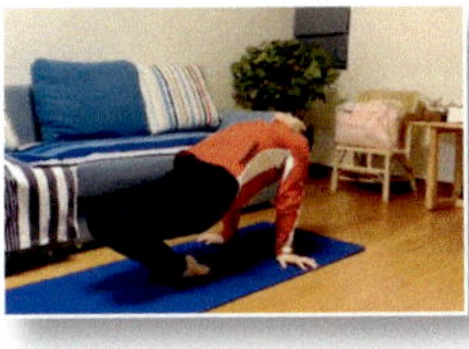
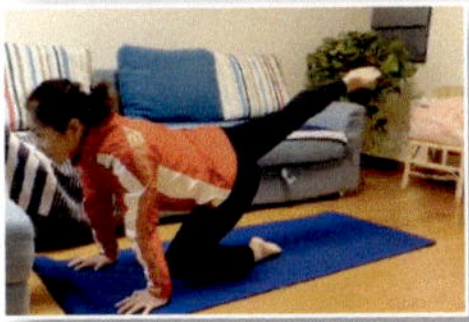
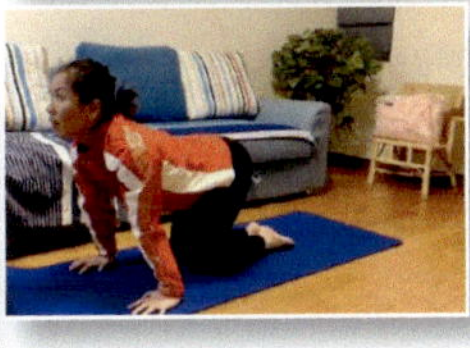

注意事项： 不要憋气，主动调节呼吸；
动作幅度和运动负荷应由小到大，循序渐进。

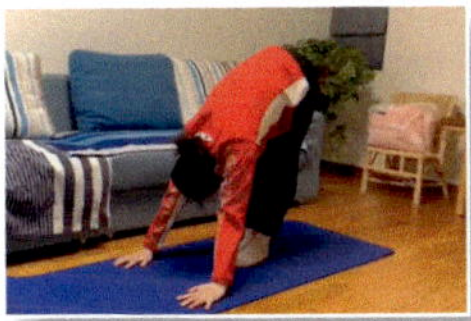

健身小贴士

很多人有晨练的习惯，尤其是老年人，大多是在早餐前进行运动。对老年人来说，活动量不宜过大，时间不宜过长，应避免速度过快、有旋转或低头过度的动作，有肺气肿、动脉硬化、冠心病、糖尿病等疾病的老年人居家锻炼可采用的方式包括原地踏步、高姿势的太极拳、传统功法如八段锦等。

营养小贴士

充足饮水，促进新陈代谢

水是人体生理活动和新陈代谢的基础，建议每天喝水不少于1500毫升。运动过程中还应该根据个人情况适当增加。千万不要等感觉渴了才喝水，一定要主动地、有规律地喝水。除了日常的饮水之外，还可以采用喝粥或喝汤等形式补充水分，传统的西红柿蛋汤等蔬菜汤、排骨菌菇靓汤也是不错的选择。茶是一种健康的饮品，茶叶中含有多种茶氨酸、酚类等活动物质，有消炎清火的功能，如果您有饮茶的习惯，不妨继续保持。含糖饮料因为糖含量普遍高，成分复杂，不利于身体健康，不建议作为补水的替代品。

心理健康小贴士

关注疫情不能忽视心理健康

1. 理解和接纳自己的负面情绪。外至柴米油盐，内至稳定的情绪，都会随着疫情和时间被不断地消耗。焦虑都是正常的，都是在帮助我们去提高对疫情的警惕。焦虑和抑郁情绪不等于焦虑症或者抑郁症，不必过分惊慌。

2. 照顾自己，让情绪好过一点。第一，觉察自己现在的情绪状态；第二，进行适当的体育锻炼；第三，可以参加一些个人或社会性的（线上）活动；第四，保证自己的个人卫生；第五，用安全的方式去帮助其他人。

09 亲子互动练习

开学时间一再推迟，家长们要多加鼓励孩子，乐观看待宅居，充实健康地过好每一天，快乐无穷的亲子运动是不错的选择。家长与孩子共同参与健身运动，既能锻炼身体，又能促进亲子感情，同时还能培养孩子的运动兴趣和运动习惯。大手牵小手，肩膀背一背，快来领略亲子运动的乐趣！

“亲子运动乐趣多”

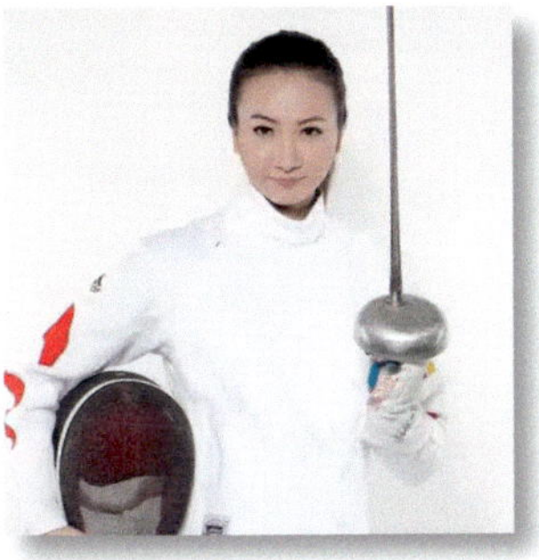

骆晓娟

击剑奥运冠军，江苏省击剑队运动员，2010 年第十六届广州亚运会击剑项目比赛女子重剑冠军，2012 年伦敦奥运会击剑团体冠军。现任南京体育学院团委书记。

请扫二维码
观看动作视频

练习一 肩膀背背

准备动作： 妈妈背宝宝，身体稍前倾，双手向上托住宝宝；宝宝双手搂住妈妈脖子。

动作方法： 妈妈做下蹲练习，慢蹲慢起，练习 5 ～ 8 次或更多为一组，可反复练习 3 ～ 5 组；
在练习过程中，宝宝可为妈妈进行计数，两人相互鼓励打气；
亦可根据宝宝体重及妈妈的力量情况，调整练习幅度、次数及组数。

注意事项： 练习初期，妈妈可先行感受宝宝体重，再逐渐加大下蹲幅度，循序渐进地增加练习难度；
妈妈身体不要过多前倾，双手搂住宝宝，注意保护宝宝的安全。

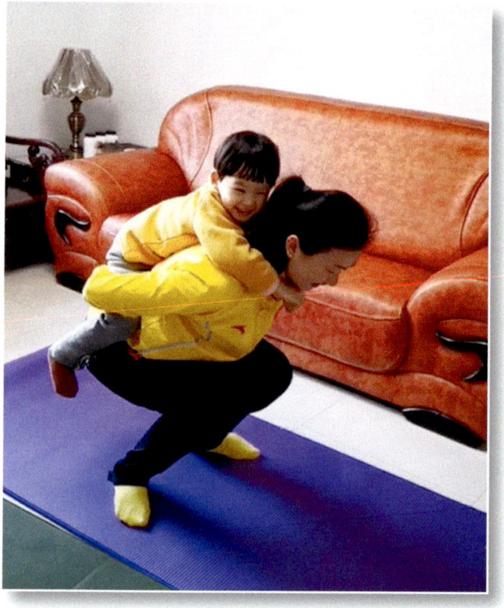

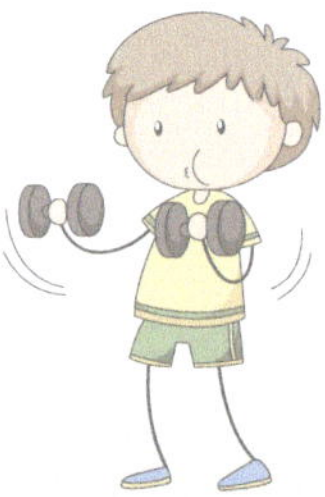

练习二 仰卧起坐

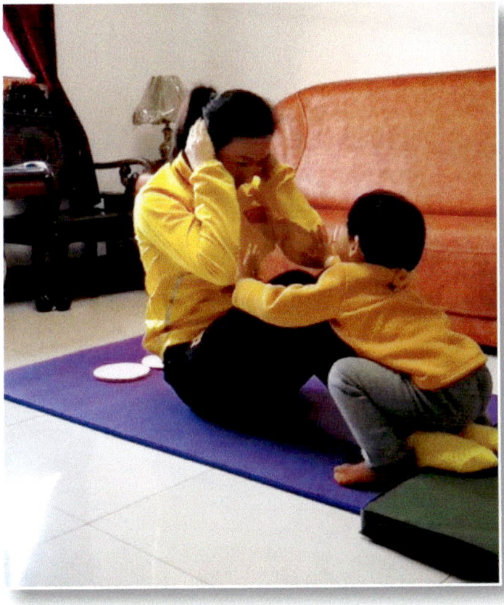

准备动作： 妈妈仰卧，双腿弯曲，大小腿夹角呈90°，双臂抱头；宝宝坐在妈妈脚上，双手伸出设置目标高度。

动作方法： 妈妈腹部用力，身体向上尽力抬起，手肘尽力触碰到宝宝设置的目标物处，根据个人情况练习5～8次为一组，可反复练习3～5组；
亦可根据宝宝情况，交换宝宝做练习，妈妈拉住宝宝的上臂，帮助宝宝完成起身动作。

注意事项： 此练习与宝宝面对面，可增加与宝宝之间的感情，并在练习中可相互加油打气！

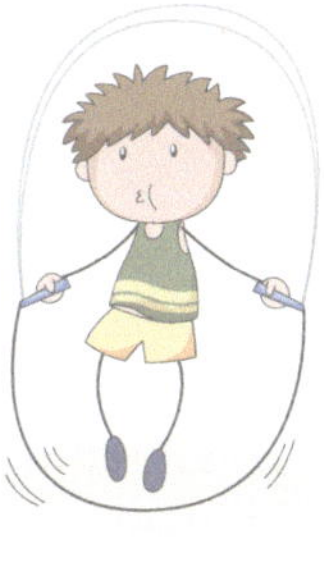

练习三 摇摇车

准备动作： 妈妈半跪将宝宝仰面背于身后，身体稍稍前倾，双手向后搂住宝宝腰腹部。

动作方法： ①宝宝躺倒在妈妈背上，妈妈做体前屈，来回运动，5～8次为一组；
②将宝宝俯面背于身后，宝宝双臂搭于妈妈肩膀上，妈妈抓住宝宝上臂，身体下压，来回上下练习5～8次或更多为一组；
③可将宝宝面对面抱于身前，妈妈双手抓住宝宝的头部及腰部，身体下压，来回上下练习5～8次或更多为一组；
上述练习可增强亲子间的信任，反复多次练习可增强宝宝的灵活性、胆量，以及妈妈的力量、耐力；
亦可根据宝宝重量及妈妈身体情况调整练习幅度、次数及组数。

注意事项： 妈妈要注意对宝宝的保护，双手一定要紧紧固定住宝宝的身体，防止宝宝脱手摔伤。

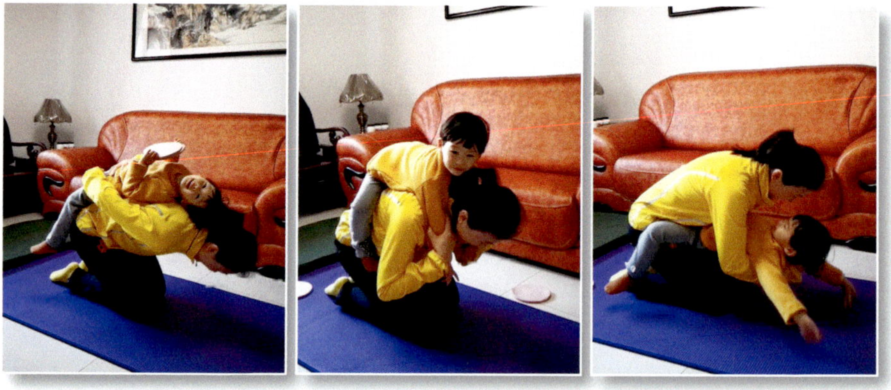

练习四 推小车

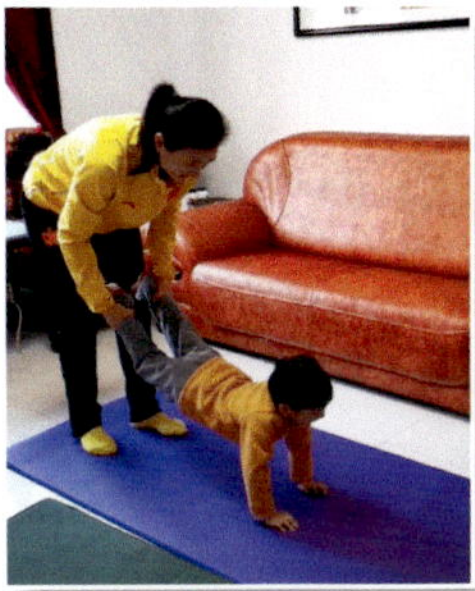

准备动作： 宝宝俯撑，妈妈站于宝宝腿后，双手抓至宝宝腿部，将宝宝双腿稍稍抬起。

动作方法： 妈妈鼓励宝宝双臂支撑离地，如有可能慢慢向前爬动；
抓紧宝宝的双腿适当给予力量，以减轻宝宝手臂压力，也可为宝宝计数加油；
宝宝爬动 5 ～ 8 次为一组，可反复练习 3 ～ 5 组；
第一次练习的宝宝可降低难度，改为静力控制练习 5 ～ 8 秒，待掌握动作要领后逐渐增加难度；
妈妈可根据宝宝手臂力量情况，调整练习的难易程度、次数及组数。

注意事项： 此练习需要宝宝有一定的手臂支撑力量，练习初期可在宝宝头下放置枕头或软垫子，让宝宝大胆练习，也防止宝宝下巴受伤；
练习难度也应循序渐进，不可心急。

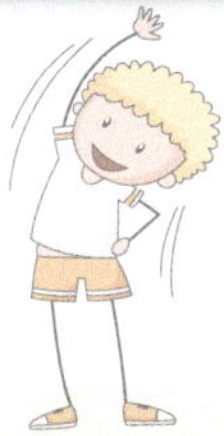

练习五 战斗吧！小勇士

准备动作： 妈妈和宝宝两人一臂距离对面站立，双脚前后站立，手中可拿宝宝喜欢的娃娃或无伤害性轻便物体。

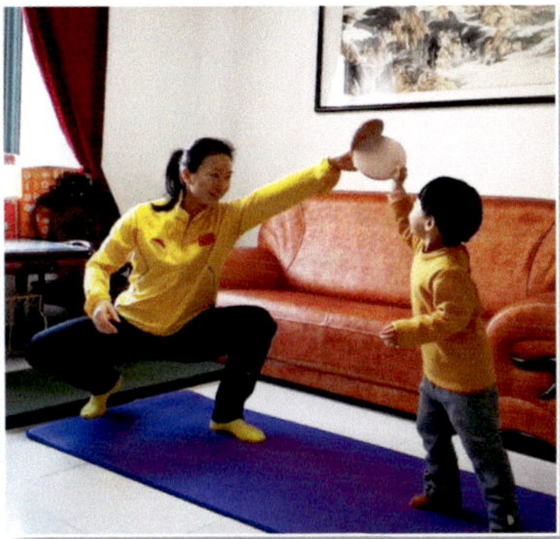

动作方法： 妈妈和宝宝各伸出内侧手臂做击剑动作，双腿配合手臂做下蹲；
可根据宝宝情况，拉远两人距离，加入脚部向前移动出击，每出击一次记一次数，5 ～ 8 次为一组，练习 3 ～ 5 组，亦可根据宝宝专注情况调整练习的次数与组数。

注意事项： 亲子运动的重点在于寓教于乐，此练习可迅速加深与宝宝的沟通交流，不妨在练习中多多给予口头及眼神的鼓励。

健身小贴士

锻炼结束时，还有一个环节必不可少，那就是放松（或称整理运动）。运动时由于负荷增大，身体处于应激状态，通过放松可以减少突然停止运动对身体的损害，同时降低机体的疲劳感，加快恢复，避免伤病的发生，使身体更好地适应日常生活。一般常见的放松为拉伸运动。

营养小贴士

多吃天然食物，适量使用补充剂

营养均衡是维持机体健康的首要条件。天然食物如蔬菜、水果及坚果等植物作物中富含的维生素B、维生素C、维生素E等，是天然的抗氧化剂。大豆及其制品、蘑菇类食物、枸杞、黄芪等食物中含有黄酮类化合物、植物多糖等成分，具有促进健康的作用。但是受烹饪方式、吸收与消化等诸多因素影响，天然食物中的营养成分难免会出现流失的现象，因此适量补充复方维生素、矿物质等保健食品，能够保障营养素供给，从而帮助维持正常的身体功能。特别注意的是，膳食补充剂一定要按照说明书推荐量食用，过犹不及。对于正在用药的人群，需要特别关注膳食补充剂与药物的相互作用，建议咨询专业人士后再食用。

心理健康小贴士

孩子，是我们的希望——帮助孩子摆脱焦虑情绪

在灾难面前，既不要过度保护孩子，也不要让孩子毫无防备地暴露在危机中。应该帮助孩子养成应对困难的积极心态，来适应多变的生活。

1. 将疫情通俗化解释。如果孩子还小，可以通过孩子们熟悉的事物，来解释这件事。当陌生的恐惧变成熟悉的词汇时，孩子会感到安全。例如，将疫情比喻成暴风雨，“外面很危险，我们必须待在家里才安全。但是暴风雨走后就又有太阳了，说不定还有彩虹呢”。

2. 通过安全保障帮孩子克服恐惧。教会孩子正确的防护措施，例如，戴口罩、勤洗手等，在这个过程中，可以识别孩子的担心，再及时给予解释，孩子的焦虑会得到缓解。

3. 帮助孩子正确排解焦虑情绪。唱歌、照顾玩偶、编故事、画画等，都是很好的选择。可以让孩子在这些活动中发挥想象，排解内心焦虑恐惧的情绪，畅想美好生活，并给予孩子积极的引导和暗示、理解和安慰，帮助孩子恢复到正常的生活模式中。

10 弹力绳综合练习

战“疫”关头的特殊日子，大家不能像平时一样去户外或者健身房运动，但绝不能让身体就此懒惰消沉。相反，要合理利用家里的空间与物件，养成良好的生活习惯和锻炼习惯，既能健身，也能塑体，提高身体免疫力！一根弹力绳优点多多，既能随时随地进行力量、柔韧、拉伸、弹跳等全身运动，又能增加运动乐趣。巧用简单方便的弹力绳进行综合练习，可以有效健身塑形。

“健身塑体有妙招”

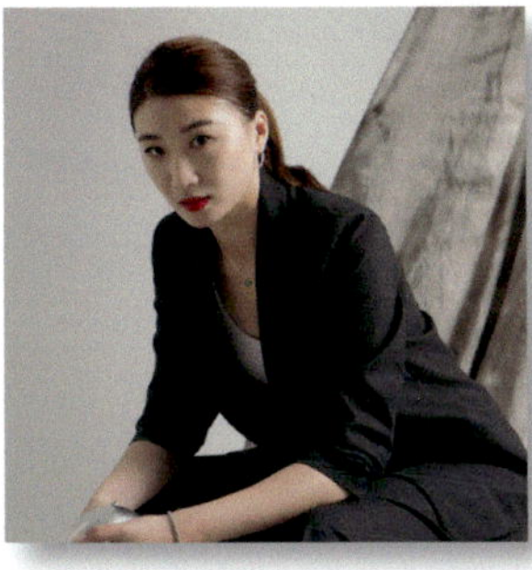

许安琪

击剑奥运冠军，2012 年伦敦奥运会团体冠军，2015 年重剑世界杯个人赛冠军，2016 年里约奥运会女子重剑团体亚军，2017 年第十三届全运会击剑女子重剑个人赛冠军，2019 年世界击剑锦标赛女子重剑团体赛冠军。

请扫二维码
观看动作视频

练习一 直臂展夹

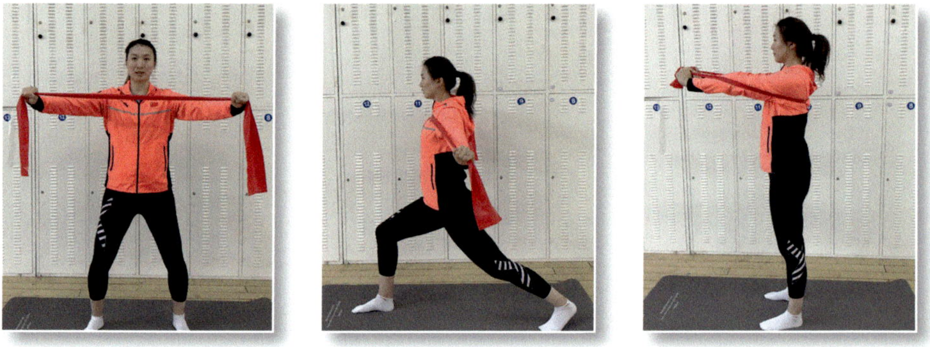

准备动作： 开立，双臂前平举，双手抓住弹力绳两端（可根据个人力量素质状况、臂长和弹力绳长短调节抓握位置）。

动作方法： ①双腿半蹲，腹部收紧，背部挺直，双手拉住弹力绳向侧打开双臂，来回牵拉 5 ～ 8 次为一组；
②弓步展胸，两腿前后弓步站立，手臂由前平举向侧摆做扩胸动作，感受胸廓的打开，5 ～ 8 次为一组；
③双手体后握绳，从后向前摆臂，感受手臂和身体背部的用力，5 ～ 8 次为一组；
上述动作可各练习 3 ～ 5 组，亦可根据个人手臂力量及弹力绳松紧程度调节练习的幅度、速度、次数及组数。

注意事项： 初次练习可先行感受弹力绳的松紧程度和手臂力量情况，再逐渐增加幅度及次数；
此练习需要一定的手臂肌肉力量，请提前做好热身活动。

练习二 正反斜拉

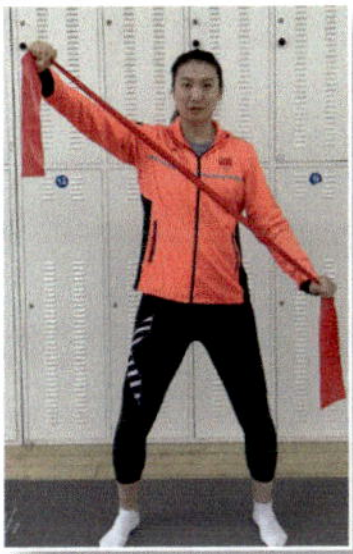

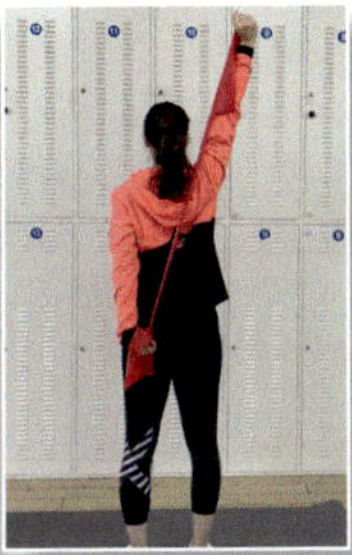

准备动作： 开立，双手握绳（可根据弹力绳长短调节抓握位置）。

动作方法： ①腹部收紧，背部挺直，双臂体前斜线方向牵拉弹力绳，5～8次为一组，左右手轮流练习；
②将弹力绳放在体后，双臂向后，上下拉绳，5～8次为一组，左右手轮流练习；
上述动作可交替进行练习3～5组，亦可根据个人手臂力量及弹力绳松紧程度调节练习的幅度、次数及组数。

注意事项： 弹力绳背部拉伸会有一定的难度，初次练习注意控制拉扯幅度的大小；
在练习中将腹部收紧，背部挺直，将注意力放在手臂肌肉用力上。

练习三 勾踩蹲伸

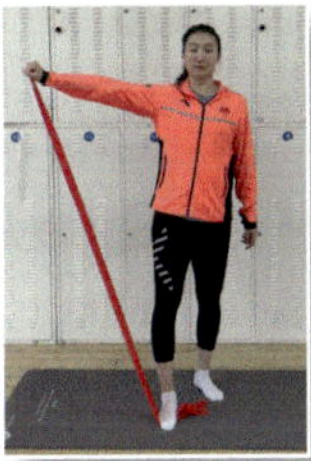

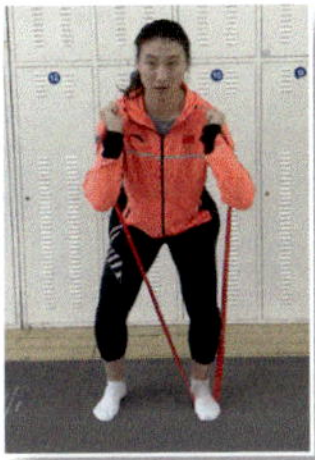

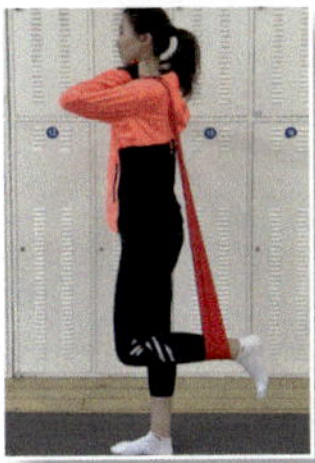

准备动作： 以右臂动作为例，开立，右手抓握弹力绳一端，弹力绳另一端踩于同侧脚下。

动作方法： ①右臂侧摆，带动弹力绳向侧平举，5～8次为一组，左右臂交替练习；
②屈膝半蹲，将弹力绳中段踩于一侧脚下，双手握绳至肩上，伸直双腿向上起立，5～8次为一组；
也可将弹力绳踩于双脚下，双臂或单臂摆动，视个人身体素质灵活调整动作难度；
③以左腿为例，右脚站立，左腿向后屈，将弹力绳从左脚踝处经背部绕至肩膀上，左臂屈臂握绳；
左腿小腿由屈至直，上下牵拉弹力绳，锻炼大腿前侧肌群，5～8次或更多为一组，左右腿交替练习；
上述动作可重复多次练习，增强腿部力量，亦可根据个人情况调整练习幅度、次数及组数。

注意事项： 单腿站立动作对身体平衡性有较高要求，初始练习时可单手扶墙，逐渐找到平衡感后，可慢慢增加练习次数，循序渐进。

练习四 跪卧腿部

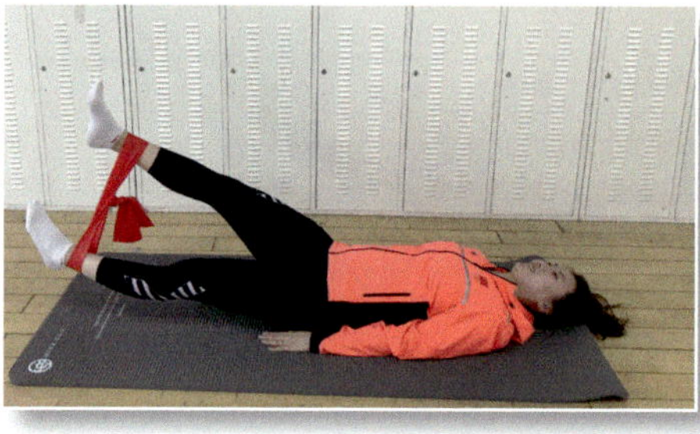

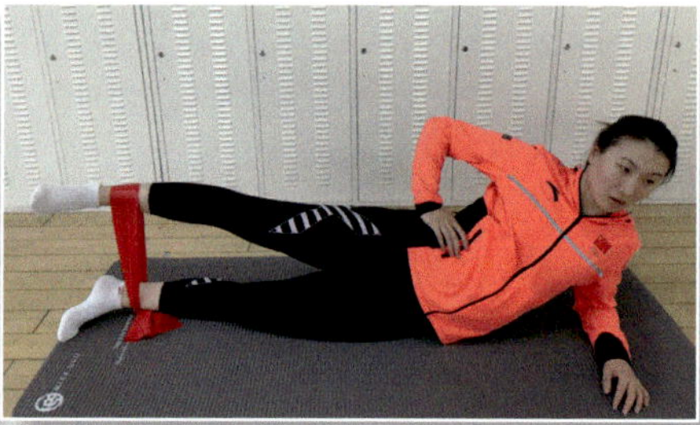

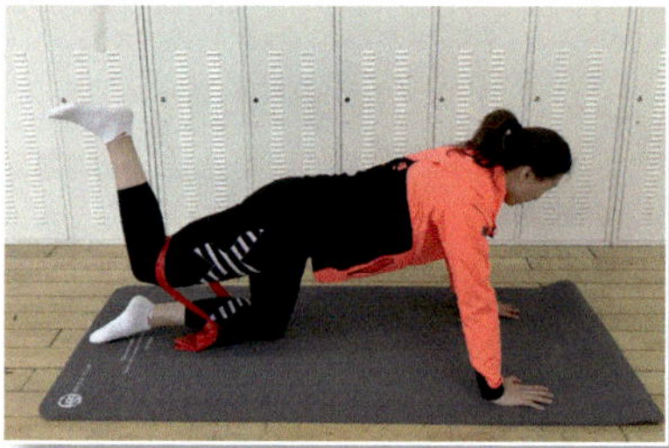

准备动作： 仰卧，调节弹力绳长度，绑于双脚踝处，双臂自然放置于体侧。

动作方法： ①双腿向上抬离开地面，双腿上下或左右向外拉扯弹力绳，腹部收紧，体会核心部位的用力，8～10次或更多为一组；
②侧卧，用前臂轻轻支撑起上体，双腿并拢伸直，弹力绳位置保持不变。以右腿为例，伸直右腿向上踢拉扯弹力绳，下落时有所控制，踢5～8次为一组，左右腿交替练习；
③以右腿为例，跪撑，将弹力绳套于双腿间，身体保持水平线，右腿向后抬起，练习大腿后侧肌群，5～8次为一组，左右腿交替练习；
上述动作可重复练习3～5组，亦可适当调整练习幅度、次数及组数。

注意事项： 练习到后半期时，已经耗费了一定的体力，可适当调整练习的幅度，根据体能状况适当增减运动负荷，也可稍作休息，继续坚持。

练习五 阻力蹬伸

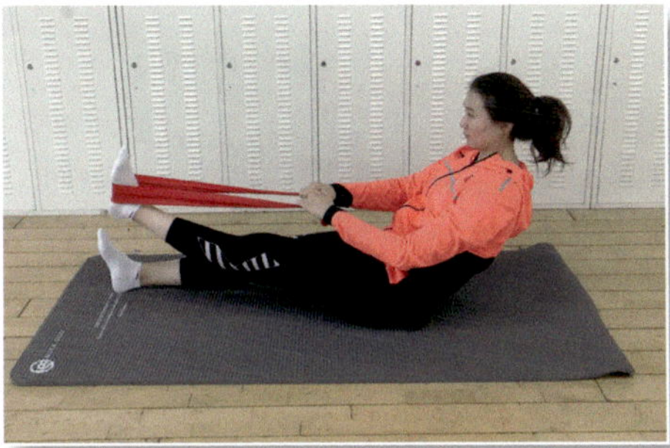
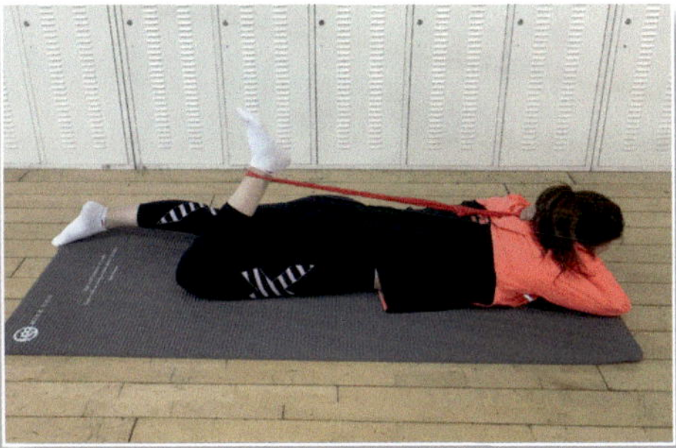

准备动作： 以左腿为例，并腿直角坐，将弹力绳套至左脚掌上，双臂弯曲拉扯弹力绳的两端，左腿抬起。

动作方法： ①左腿做弯曲—蹬直动作，身体可稍向后倒，增加腿部拉扯难度及幅度，蹬直 5 ～ 8 次为一组，左右腿交替练习；
②以右腿为例，俯卧，右腿弯曲折叠，将弹力绳套于右脚脚腕处经背部绕至肩膀上，双手握绳，伸直右腿小腿，慢速拉扯弹力绳 5 ～ 8 次为一组，左右腿交替练习；
上述动作可各做 3 ～ 5 组，亦可根据个人情况调整练习幅度、次数及组数。

注意事项： 在做背部拉扯时可寻求他人帮助正确摆放弹力绳位置，双手握紧弹力绳的两端，缓慢开始拉扯；
切记防止弹力绳弹飞受伤。

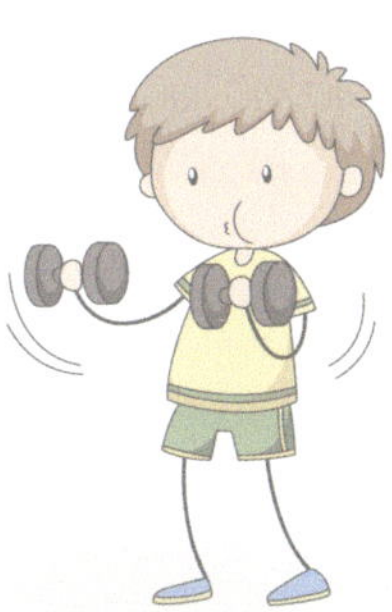

健身小贴士

居家健身应避免酒后进行运动，因酒精本身加速血液循环，酒后运动容易诱发心脑血管疾病；运动前1小时内可适当食用碳水化合物，这样可以增加运动表现；运动中不要进食，防止引起肠胃不适。

营养小贴士

疫情期间切勿过度节食减肥

节食减肥是很多肥胖人群减体重经常采用的方法，通过减少食物的摄入量，减少能量摄入，可以达到减少体重的目的，但是过度节食，尤其在疫情存在的特殊时期，会引起多种身体问题。如导致维生素A、D、E、K等脂溶性维生素的摄入不足，极易导致免疫力低下；加大产生酮体的几率，对肝脏或肾脏造成损害；糖的摄入量减少导致能量摄入不足，容易使机体处在疲劳状态等，这些结果都会降低人体抵抗病毒的能力，所以，切记不要通过这种方法减体重。建议通过室内运动，做到吃动平衡，努力维持健康体重。

心理健康小贴士

正确面对应激反应

特殊时期，人们的生理和心理上都会出现应激反应，这很正常，但是要正确面对，以免因此影响身体免疫力。

1. 自我观察、自我接纳。在讯息传播如此迅捷的当下，负面信息扑面而来，引起负面情绪是非常正常的，人们要直面它，理解它，保护自己。要知道适当的焦虑、恐惧等负面情绪有助于人们提高对疫情的警惕，不必过于压抑或者否认它们。

2. 放下手机，避免信息爆炸。不信谣，不传谣，防止被居心不良的人利用，避免徒增焦虑。多关注官方信息和积极向上的文章，少看、少听、少传播未经证实的谣言和负面新闻。

3. 保持正常作息。多关注当下的生活，平凡的日常琐碎也会给予人们前行的力量。正常的作息可以给人们带来秩序感和“一直正常”的心理暗示。

4. 减少自责和自我施压，娱乐不可耻。不要觉得休息是在荒度时光，适度的娱乐可以帮助缓解情绪，帮助人们脱离大量的恐慌和焦虑。适当的体育运动也可以让人们的情绪得到缓解。

5. 彼此多表达鼓励与支持。负面情绪需要发泄，但要避免被情绪所控制。说一句“加油”“辛苦了”，无论能不能帮助彼此，至少已经在精神上为彼此提供了支持。

11 台阶练习

台阶练习是一种发展身体素质的传统而有效的训练方法，一方面可以增强下肢力量，另一方面能有效提高心血管和呼吸系统机能。

“葆有一颗热爱运动的心”

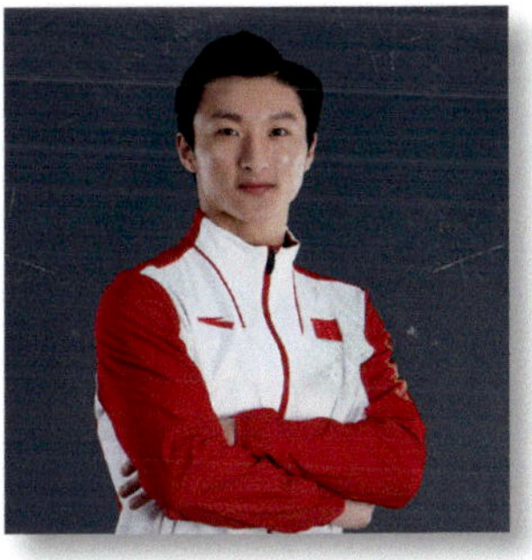

张阔

南京体育学院蹦床队运动员，2015 年第三十一届蹦床世锦赛单跳个人全能季军、团体亚军，2017 年第三十二届蹦床世锦赛单跳个人全能冠军，2018 年第三十三届蹦床世锦赛男女混合团体冠军。

请扫二维码
观看动作视频

练习一 踏步预热

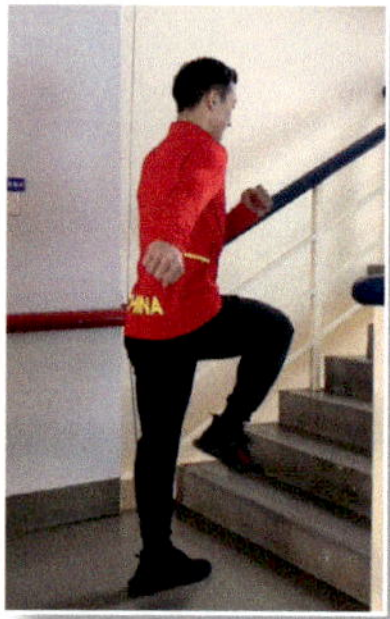

准备动作： 面对台阶直立。

动作方法： 原地踏步，双臂自然摆动，背部保持挺直，大腿尽量抬至水平位置及以上，一拍一动，可练习 4 个八拍，亦可根据自身预热情况调整练习次数。

注意事项： 注意抬腿幅度尽量放至最大，将膝、踝关节充分活动到位，感觉身体微微出汗，为后面的练习做好充足的准备。

练习二 蹲起练习

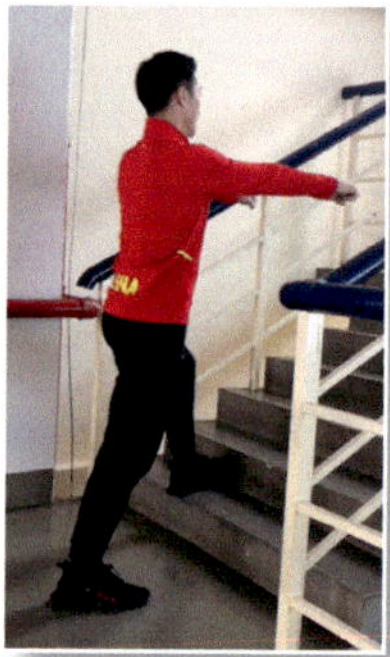

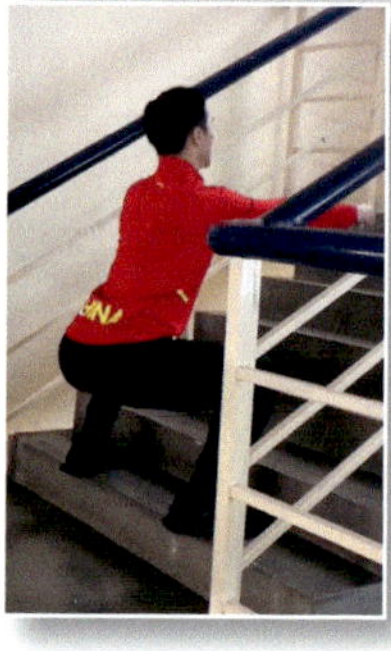

准备动作： 面对台阶分立，双手握拳前平举，收腹，背部保持挺直。

动作方法： 左脚、右脚依次踏上台阶，半蹲，右脚、左脚依次踩下还原；
在半蹲过程中臀部可微微翘起，双脚踩稳扎实，背部保持挺直，腹部收紧，重心跟随腿部动作移动；
根据个人腿部力量，可逐渐加大双膝弯曲程度，调节运动负荷；
每半蹲一次记一次数，5 ~ 8 次为一组，反复练习 3 ~ 5 组，亦可根据自身腿部力量情况调整练习幅度、次数及组数。

注意事项： 半蹲动作时注意保持正确的姿势做蹲起，背部保持挺直，身体不可前倾太多。

练习三 交换腿小跳

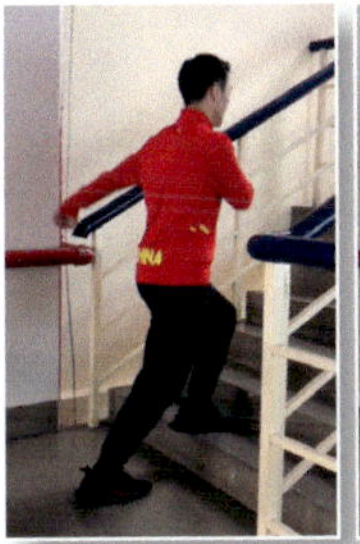
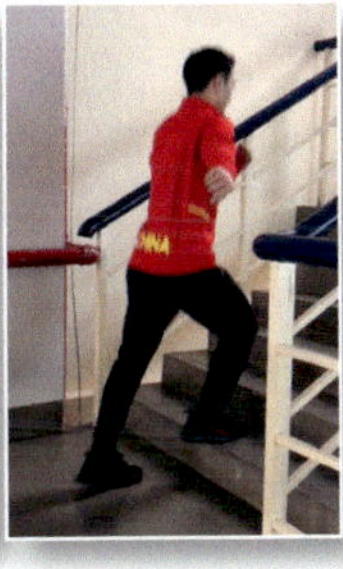

准备动作： 面对台阶直立。

动作方法： 小跳踩踏台阶，全脚掌踩踏，交换腿轮流小跳踏台阶，双臂可跟随腿部动作前后摆动，带臂助力；
根据个人腿部力量和身体素质，可逐渐加大腾起高度，增加运动负荷；
也可降低难度为点台阶练习；
每跳一次记一次数，练习 10 ～ 15 次或逐渐增加至 15 ～ 25 次为一组，练习 3 ～ 5 组，练习者可根据自身情况调整完成次数与组数。

注意事项： 在练习过程中，不要憋气，配合交换动作调节呼吸；
交换过程中注意全脚掌踩于台阶上，并在下落过程中注意下肢髋、膝、踝关节的过渡缓冲。

练习四 跨越练习

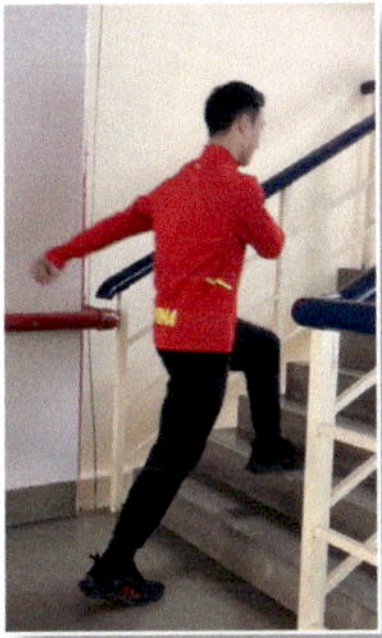
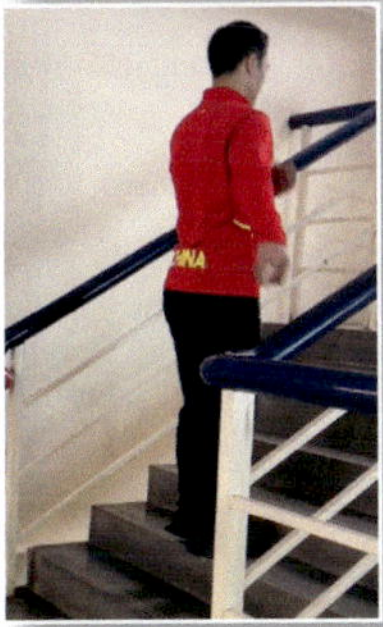

准备动作： 面对台阶直立。

动作方法： 左右脚依次跨越踩于台阶上，然后左右脚依次踩下还原，向上跨越时双脚全脚掌踩地，向下还原时从脚尖过渡至全脚掌；
根据个人身高比例及台阶高度，至少跨越两个台阶；
在向上跨越时，身体可稍稍前倾，重心放置前腿上，手臂可配合腿部动作前后摆动，眼随脚动；
每跨越一次记一次数，5 ～ 8 次为一组，左右腿轮流练习 3 ～ 5 组，亦可根据自身身体素质情况调整跨越幅度、次数及组数。

注意事项： 注意眼睛跟随脚部动作，防止脚部踩空摔伤或扭伤，保护自身安全；
注意提前考察台阶高度与腿部长度，适当调节跨越的高度。

练习五 上步提膝

准备动作： 面对台阶直立。

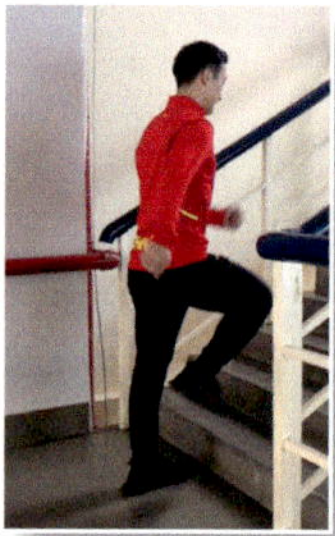
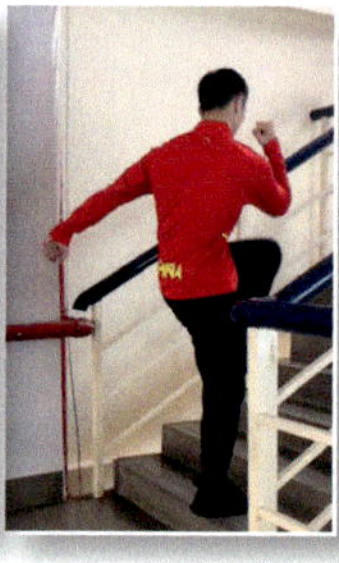

动作方法： 以提左膝为例，右脚全脚掌踩于台阶上，左脚顺势跟上向上提膝，重心移至主力腿；
右臂向前摆动至胸前，左臂自然向后摆动，身体可稍向左转体，使右臂接近左腿膝盖处且背部保持挺直，腹部收紧；
每提膝一次记一次数，左右腿交替 5 ～ 8 次为一组，练习 3 ～ 5 组，亦可根据个人情况在提膝的基础上加大跨越台阶的高度，增加练习难度及负荷，亦可根据自身身体素质情况，调整练习次数及组数。

注意事项： 体力较差者，练习次数应循序渐进地增加，不可过于心急。

练习六 半蹲上下

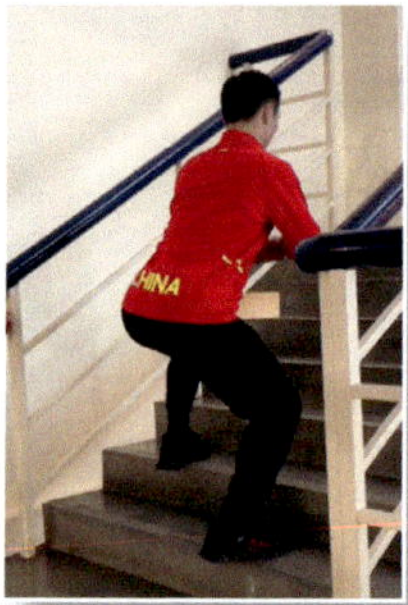

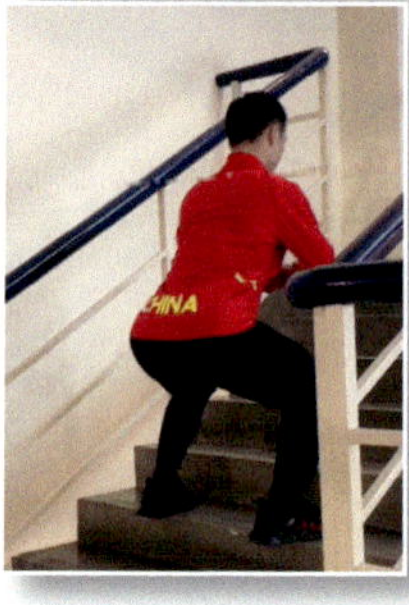

准备动作： 面对台阶分立半蹲，双手合实放于胸前，臀部可微微翘起，背部挺直，腹部收紧，膝关节不要超出脚尖。

动作方法： 保持半蹲姿势，双脚全脚掌依次踩上台阶，继续踩向上一级台阶，逐阶踩下还原；
在练习过程中身体可稍稍前倾，将重心放置于两腿间；
亦可将练习难度加大，逐渐增加移动的台阶高度，延长半蹲控制时间；
每踩上或下退一次台阶记一次数，8 ～ 10 次为一组，练习 3 ～ 5 组，亦可根据自身腿部力量及体能情况调整下蹲的幅度、练习的次数及组数。

注意事项： 向上或向下移动时，注意尽力控制半蹲的正确姿势；
初次练习者，可减少半蹲幅度，待腿部掌握静力控制后再加大幅度；
此练习难度为中上，有肌肉酸痛属正常现象。

练习七 弓步后屈腿

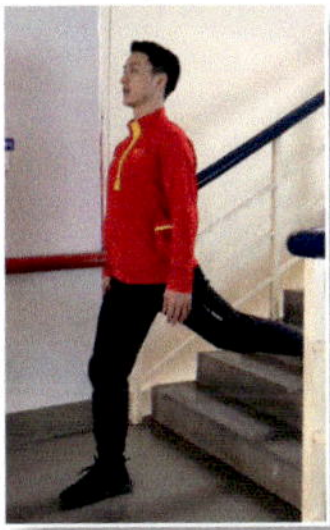

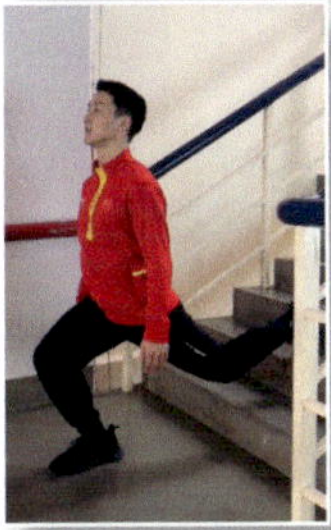

准备动作： 以右腿为例，背对台阶弓步站立，左腿向后伸，点踩于台阶上（一级或多级），双臂自然下垂，背部挺直，重心放置在中间。

动作方法： 腹部收紧，右腿做半蹲动作，配合呼吸可慢下快起、慢下慢起、快下慢起；
亦可降低练习难度，将双手撑于前腿膝盖处，减小腿部压力，帮助完成练习；
亦可增加练习难度，将双手放置体侧、抱于头后或背于身后，逐渐加大下蹲幅度，增加运动负荷；
每下蹲一次记一次数，5～8 次为一组，左右腿轮流练习 3～5 组，亦可根据自身腿部力量调整练习的次数及组数。

注意事项： 注意下蹲时膝关节不要超出脚尖。

练习八 弓步下压

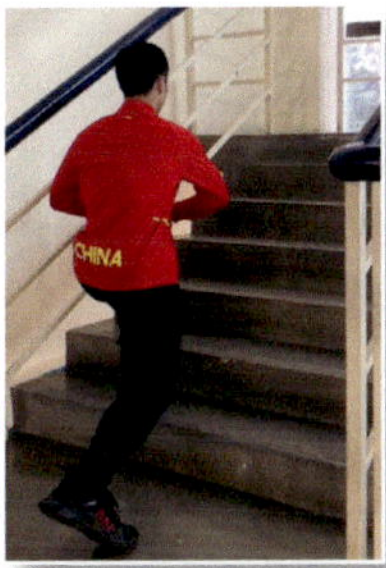

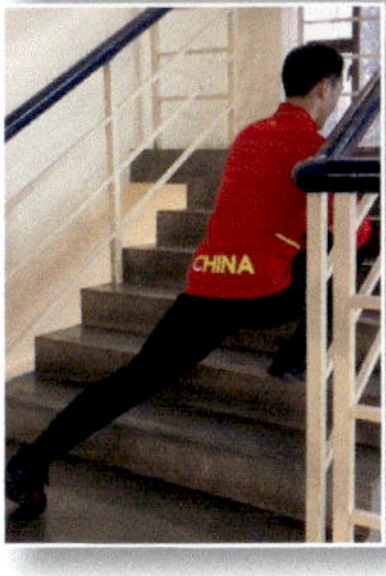

准备动作： 面对台阶直立。

动作方法： 一腿向斜前方弓步迈出，慢下慢起，跨越 2～3 个台阶或更多，前脚全脚掌踩地，后腿膝盖蹬直脚跟抬起，背部保持挺直；
双手扶于前腿膝盖上，将重心压至前腿上；
亦可加大练习难度，将双手放置体侧、抱于头后或背于身后；
左右腿交替练习5～8次为一组，练习3～5组，亦可根据自身体力情况调节下压幅度、练习的次数及组数。

注意事项： 注意在练习过程中将下压力量集中于前腿大腿上，不要全部压于膝盖上；
另外，膝盖受损者不建议多做此练习。

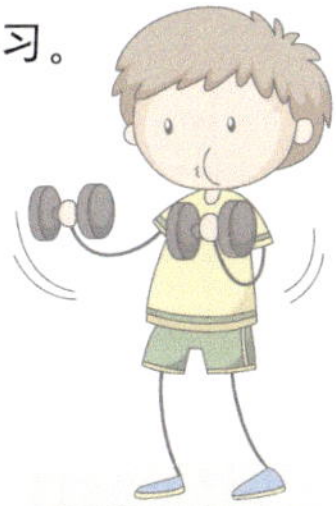

健身小贴士

运动后，身体可能会有一定程度的酸痛感，如果酸痛感觉较严重，说明此部位的运动强度过大，第二天运动时可以更换其他部位进行锻炼，留给酸痛部位充分的休息时间，以促进恢复。如果酸痛部位影响了日常生活，可以采用拉伸、按摩等方式，加快酸痛感的消除，并记得下次运动后要进行充分的整理放松运动。

营养小贴士

合理饮食提高睡眠质量

充足的睡眠不但有助于保持精力充沛、精神愉悦，还能维持机体正常的免疫功能，增加抵抗疾病的能力。合理饮食对提高或改善睡眠质量尤为重要，建议大家在睡前不要吃得过饱，避免过于油腻的食物。咖啡、浓茶和含咖啡因饮品的摄入应适量，建议下午五点之后要控制摄入，避免神经过度兴奋，影响睡眠。对于需要熬夜加班的人群，应补充 B 族维生素。对于有睡眠障碍的人群，可以尝试睡前摄入适量的牛奶，改善睡眠质量。

心理健康小贴士

坚守岗位人员的应激调控

疫情当前，宅居最为安全，然而，有许多工作人员依然坚守岗位。除了白衣天使之外，还有公交车驾驶员、社区保安、外卖小哥、新闻记者、环卫工人、超市营业员等，工作时间长、压力大，容易产生心理危机。因此提出以下建议：

1. 主动表达、倾诉。无论是面对面的语言表述还是网络上的文字沟通，哪怕是拿一张纸把恐惧写下来或对着镜子、墙角把恐惧和压力喊出来，其实都是情绪表达的好办法。如果能收获家人、朋友的安慰和鼓励就更好了，会让我们感到被支持和被理解。

2. 多想一想、聊一聊工作以外的事。最好是自己喜欢的事，兴趣、爱好、诗和远方，想得越细致越好，聊得越清晰越好。除了眼前繁杂的工作，还有很多美好的事情，世界充满阳光。

3. 寻求专业帮助。当无法进行自身调节，并影响正常生活时，可寻求专业心理援助。目前网络和电话咨询是比较可行又安全的方式，可留意当地心理干预的网络平台和热线电话。

12 羽毛球拍健身操

特色健身操既具有有氧健身操强度适中、有效修身减压的特点，又具有趣味性。结合羽毛球拍的特色健身操简单易学，既能锻炼协调能力，也能改善体姿体态。

“适度运动，增强免疫”

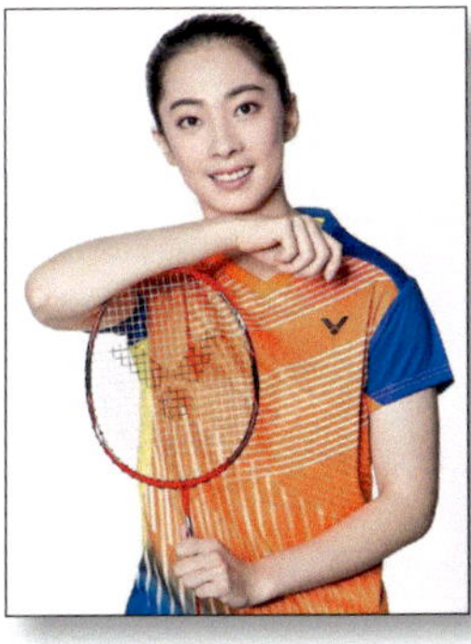

王适娴

羽毛球世界冠军，江苏省羽毛球队运动员，2010 年广州亚运会羽毛球女单冠军，2011 年羽毛球尤伯杯团体冠军，2014 年羽毛球尤伯杯团体冠军。

请扫二维码
观看动作视频

练习一 头部运动

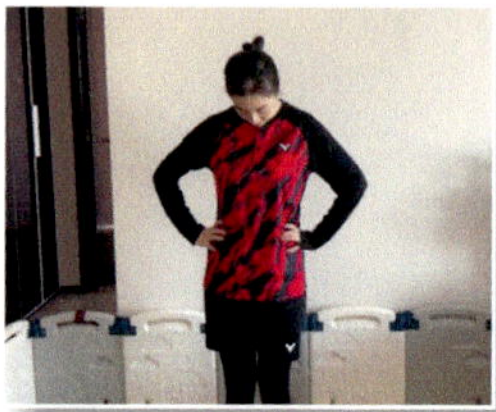
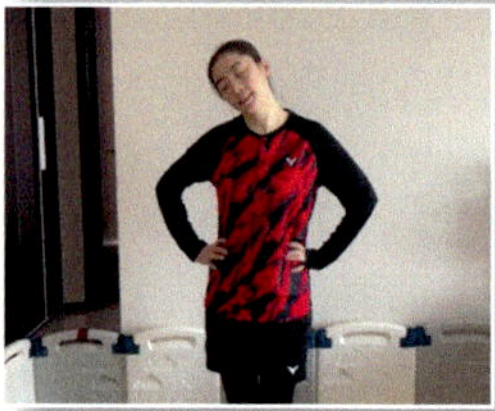

准备动作： 直立，双手叉腰。

动作方法： 头部向前屈，轻微振压 2 ～ 3 次，抬头后仰 2 ～ 3 次，转头，绕环；
双肩放松，背部挺直，感受颈部肌肉的拉伸
上述动作可反复练习 3 ～ 5 次，亦可根据个人情况逐渐加大幅度及力度。

注意事项： 头颈动作宜缓慢练习；
练习过程中背部要始终保持直立状态，动作幅度和次数也应由小到大。

练习二 腿部运动

准备动作： 直立。

动作方法： 左腿向内侧弯曲踢起（踢毽子式），右手触摸左脚，右腿反之做相同动作；
接着双脚依次往后弯曲踢起，手臂做相同动作；
在练习中，身体可跟随动作适量扭动，双臂延伸与双脚发力靠近；
每踢一次计一次数，左右交替练习 5 ～ 8 次为一组，反复练习 3 ～ 5 组，亦可根据个人协调配合能力逐渐加快动作节奏与速度。

注意事项： 此练习不仅为膝盖做到预热效果，也会锻炼个人的协调配合能力，在练习中注意腿部与手部的协调配合。

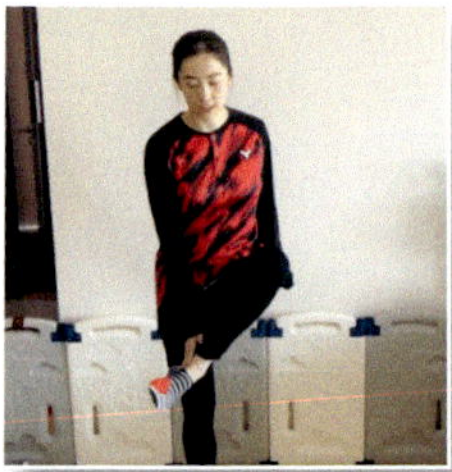
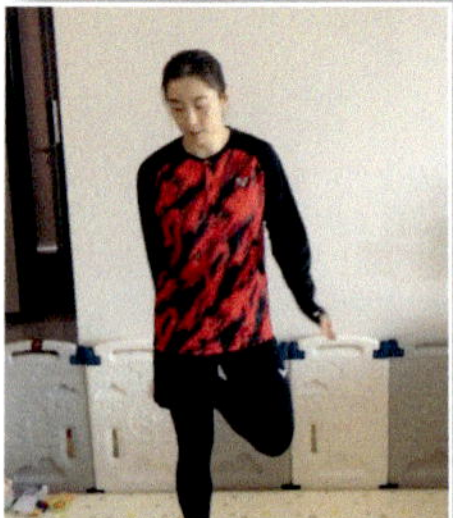

练习三 提踵

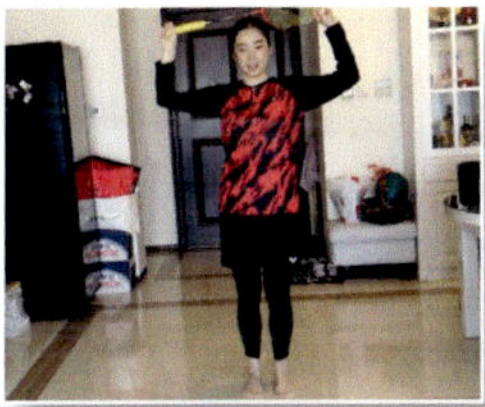

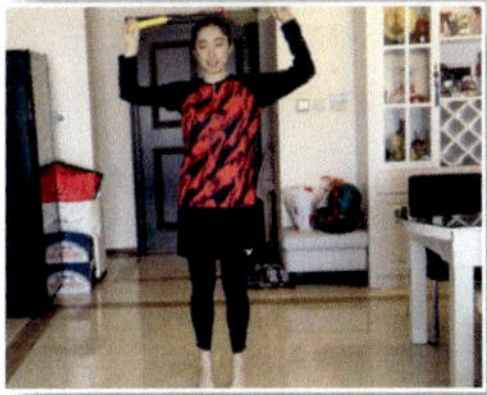

准备动作： 直立，双手握住羽毛球拍两端，将羽毛球拍举于头顶上方，背部挺直，腹部收紧。

动作方法： 双臂保持静力控制，双脚脚踝同时进行起、落练习，亦可根据个人情况调节立踵速度，如快起快落、慢起慢落及快起慢落，增加练习的花样性；
立踵一次记一次数，8 ～ 10 次或增加至 10 ～ 20 次为一组，延长手臂控制的时间，反复练习 3 ～ 5 组，可根据自身情况适当调整次数与组数。

注意事项： 注意重心的平稳和脚踝的控制；
提踵的高度也应由小到大，防止脚腕扭伤。

练习四 高抬腿

准备动作： 直立，双手握住羽毛球拍两端，将羽毛球拍举于头顶上方，背部挺直，腹部收紧。

动作方法： 抬腿，将膝盖抬至水平位置及以上，大小腿夹角呈 90°，脚尖向下，主力腿用力上蹬；
抬腿一次计一次数，左右腿交替练习 8 ～ 10 次或增加至 10 ～ 20 次为一组，延长手臂控制的时间，反复练习 3 ～ 5 组，可根据自身情况适当调整次数与组数。

注意事项： 此练习对于身体的平衡性有一定要求，在做抬腿的同时注意控制重心，保证身体的平稳才可顺利完成高抬腿动作。

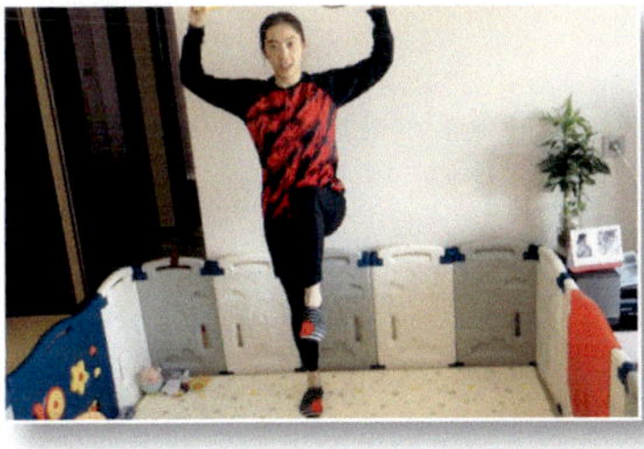

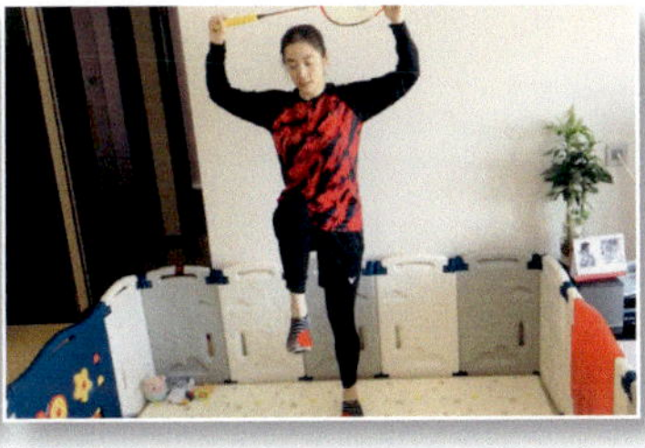

练习五 蹲起练习

准备动作： 直立，双手握住羽毛球拍两端，背部挺直，腹部收紧。

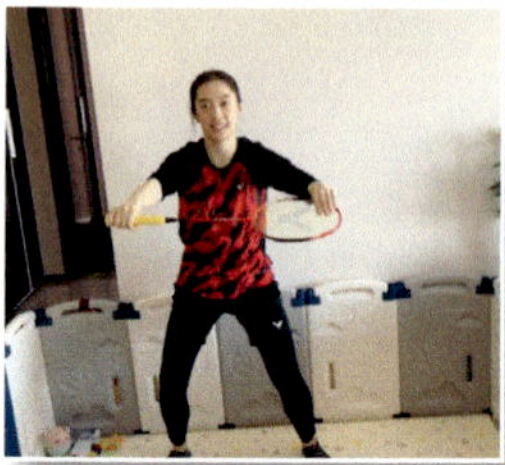

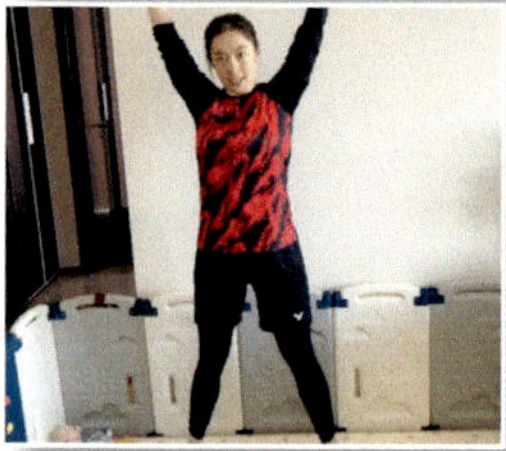

动作方法： 向侧迈出一步半蹲，双臂前平举，膝盖蹬直、双臂上举至头顶上方，双膝弯曲半蹲、双臂前平举，还原，重心放置两腿间，半蹲时臀部及腿部下压；

一拍一动，4 ～ 6 个八拍为一组，反复练习 3 ～ 5 组；

亦可加快蹲起节奏，加大运动负荷，亦可根据自身腿部力量及体能调整练习的次数及组数。

注意事项： 在下蹲过程中，注意保持正确姿势下蹲，重心不要前倾，臀部尽量不要翘起，将重力压至双腿上。

练习六 上步提膝

准备动作： 直立，双手握住羽毛球拍两端，背部挺直。

动作方法： 以提左膝为例，右脚向前迈半步、双臂前平举，向上提左膝同时手臂带动身体向左转至最大幅度，左脚后退、双臂前平举，还原；

动作过程中，眼随手动，提膝尽量提至水平位置及以上，双臂带动转体；

左右交替练习 5 ～ 8 次为一组，反复练习 3 ～ 5 组，亦可根据个人情况调整练习的幅度、次数及组数。

注意事项： 本练习有腰部转体动作，请提前对腰部肌肉进行预热拉伸；

转体幅度也应由小到大，防止肌肉拉伤。

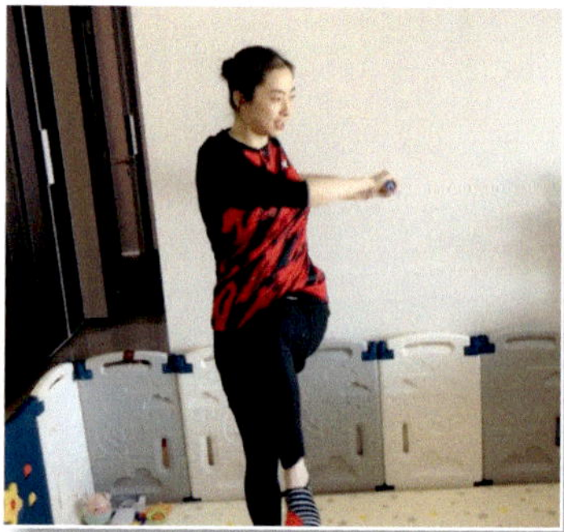

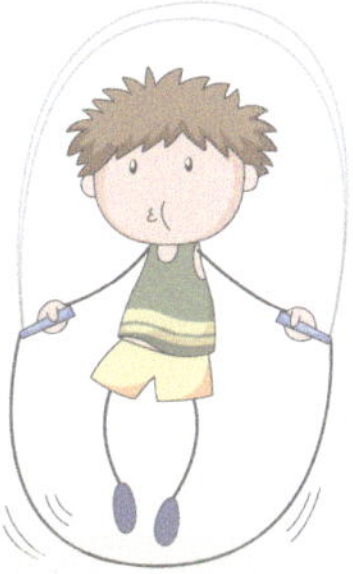

练习七 弓步拉伸

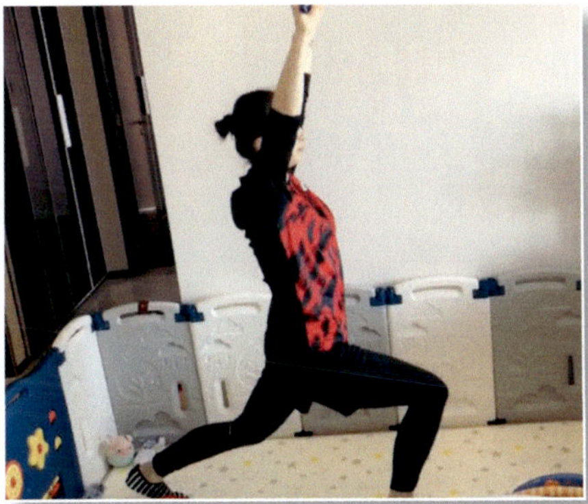

准备动作： 直立，双手握住羽毛球拍两端，背部挺直，腹部收紧。

动作方法： 以右腿为例，右脚向前一步成弓步，左脚脚尖踩地，双臂上举，双膝弯曲；
双腿在弓步位置上下弹动 3 ～ 5 次，双臂可跟随腿部弹动向后振动 3 ～ 5 次，感受胸腔的打开及腿部肌肉的拉伸，重心放置双腿间，亦可逐渐增大弹动幅度；
左右腿交替练习，可反复练习 3 ～ 5 组，此练习也可放置在运动开头位置用作拉伸预热。

注意事项： 在弓步拉伸时，收紧腹部，振动时腹部不要向前挺出；
振动幅度及次数也应由小到大。

健身小贴士

呼吸方式有两种：胸式和腹式。运动时一般以腹式呼吸为主，通过腹式呼吸，可以减少无效呼吸，提高呼吸效率。一般采用鼻吸口呼的方式，这样可以过滤空气中的杂质和灰尘，保证新鲜空气的吸入，为健康身体守好第一道关口。

营养小贴士

读懂食品标签，购买优质食物

选购食物时一定要阅读食物标签，选择优质与安全的食物才能保证所需营养的摄入。一般的食品包装主要涵盖了以下几点信息：生产日期和储存条件、配料表、营养标签。选择食物的时候一定要先关注生产日期，尽量选择刚生产的食物，即将到期的食物尽量避免，过期的食物一定不能购买。存储条件也是需要注意的，一般来说，密封、低温与避光保存是食物储存的最佳形式。如何选用最有营养的食物呢？这重点要看配料表和营养标签。配料表中要有丰富的相关营养素，如果添加剂较多，尽量不要选用。营养标签说明了所选食物的主要营养成分，要重点关注油、盐与糖的含量，做出最佳与最适合自己的选择。

心理健康小贴士

病患也应该被爱

如果不幸成为病患、疑似病患或被隔离观察，请一定不要厌恶自己或放弃自己，你只是可能病了，你不是故意的，不应该被责怪！要坚信社会上能理解和愿意积极帮助你的人绝对是大多数。

1. 包容自己。这种时候，脆弱是正常的。你会害怕、焦虑、生气、愤怒、夜不成寐、噩梦连连。这是正常的，不用为自己的应激反应而二次紧张。请试着接纳自己的情绪，与情绪和平相处，而不是被情绪控制、裹挟。

2. 自我缓解。情绪是有惯性的，人们很容易沉溺于情绪中无法自拔。只有不断地采取行动，才能抵抗情绪的惯性，离开情绪的深渊。可以试着将想做的事情事无巨细地写下来，读某本书、和某人语音聊天、写一个故事等，然后努力去一一实现。让自己充实起来，情绪慢慢就会得到缓解。不断告诉自己“会好的，很快！”

3. 直面疾病，理解他人。如果回避现状会增加你的心理压力，那不妨采取“直面”的应对方式。和家人坦诚地谈论与疾病有关的信息、主动解决生病时遇到的生活问题等。因为知道的信息越多，你会越有掌控感。

13 基础身体训练

基础身体训练采用多种身体练习和训练方法，有助于提高各器官系统机能，全面发展身体素质。注意运动前做好热身运动，循序渐进。

“运动保障革命本钱”

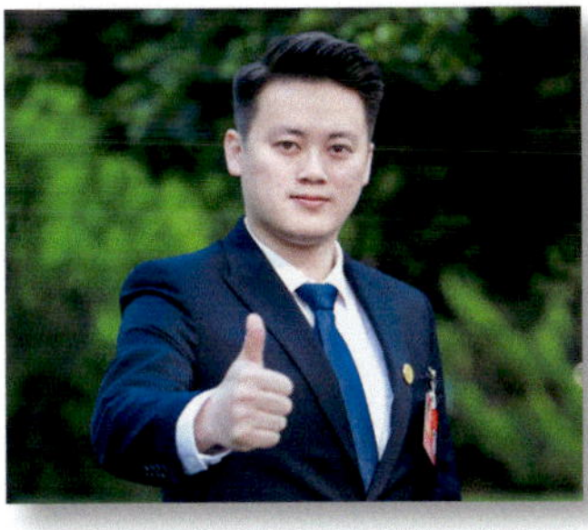

陆春龙

原江苏省蹦床队运动员，2005年第十届全运会蹦床男子网上个人项目冠军，2008年北京奥运会蹦床男子网上个人项目冠军。现任南京体育学院体操学院副院长、中国蹦床队领队。

请扫二维码
观看动作视频

练习一 拉伸

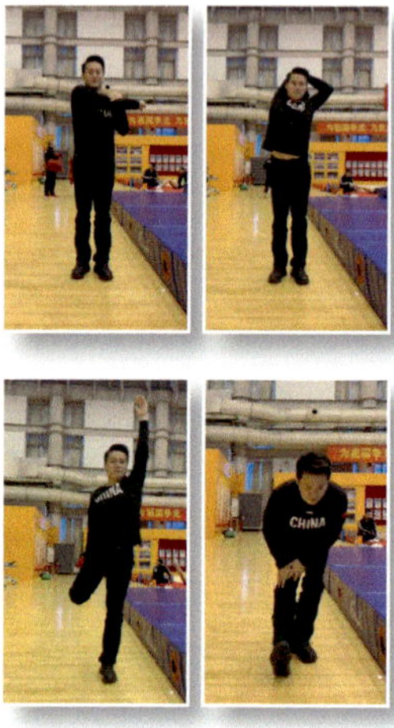

准备动作： 直立。

动作方法： 以右侧动作为例，①手臂内收，右臂向左伸，左臂向内按压右臂肘关节处，先有节律地弹压，保持在最大幅度5～8秒，拉伸手臂后侧及肩背部肌群，左右交替练习；
②手臂头后拉伸，右臂上举，屈臂向后下伸，左臂上举，用手按压右肘处，有节律地弹压，拉伸手臂后侧肌群，保持在最大幅度5～8秒，左右交替练习；
③左腿站立，右腿后屈；右手抱住右脚，向内拉伸，拉伸大腿前侧肌群，左臂可打开维持平衡，或上举增加难度，保持在最大幅度5～8秒，左右交替练习；
④右脚向前迈出成后弓步站，勾右脚尖，上体前压，拉伸腿部后侧肌群，双手可向前伸，抱住前脚，有节律地弹压，保持在最大幅度5～8秒，左右交替练习。

注意事项： 拉伸练习前做好热身活动；
动作幅度由小到大，逐渐提高；
单腿站立时保持身体平衡，初始练习时可单手进行扶持。

练习二 肩臂练习

准备动作： 开立，双臂侧平举。

动作方法： ①稍立手腕，手臂做平举小幅度向前绕环5～8次、再向后绕环5～8次为一组，可重复练习3～5组；
②双腿下蹲，双臂上举，上体稍向前倾，双臂上举向后振动5～8次为一组，待适应后增加练习次数，亦可改变手臂为侧平举或侧下举，手指带动向后摆动；
该动作可锻炼肩臂部肌群，增强肌力，改善体态，可重复练习多次。

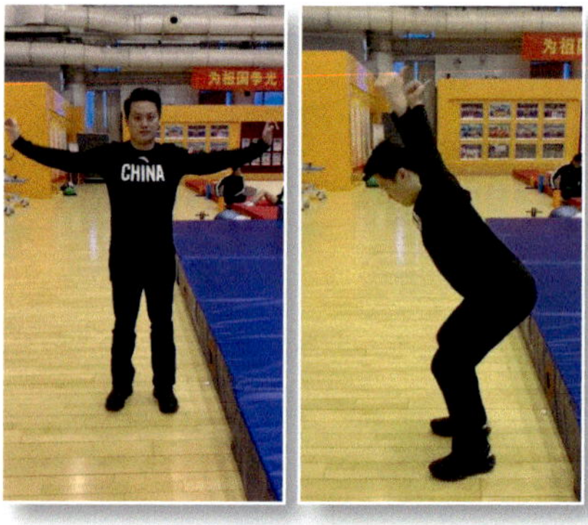

注意事项： 手臂尽可能划圆；
注意力集中在动作部位。

练习三 下蹲

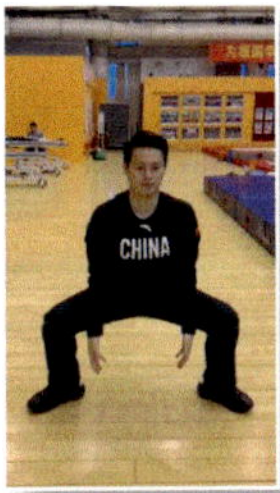

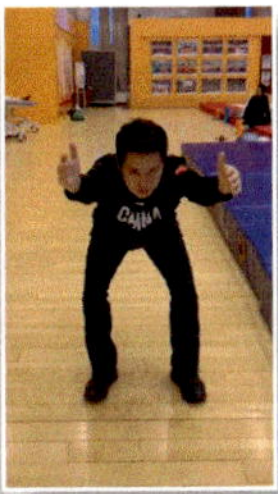

准备动作： 开立。

动作方法： ①双腿下蹲，双臂可下举、平举或上举，亦可摆动双臂，增强腿部力量的同时提高平衡性；
②双臂上举，上体稍向前倾，下蹲练习；
可以在下蹲最大位置停留 5 ~ 8 秒，5 ~ 8 次为一组，待适应后增加练习的时长。

注意事项： 核心收紧，下蹲时臀部稍后翘。

练习四 后摆腿

准备动作： 单腿站立，另一腿后点地。

动作方法： 以左腿为例，右腿站立，左腿后点地向上踢摆，回落为脚尖点地；
左右交替练习 5 ~ 8 次为一组，可重复练习 5 ~ 8 组。

注意事项： 摆动腿伸直；
收腹立腰，保持直立姿态。

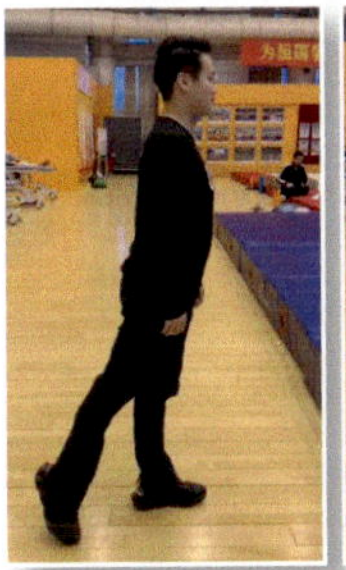
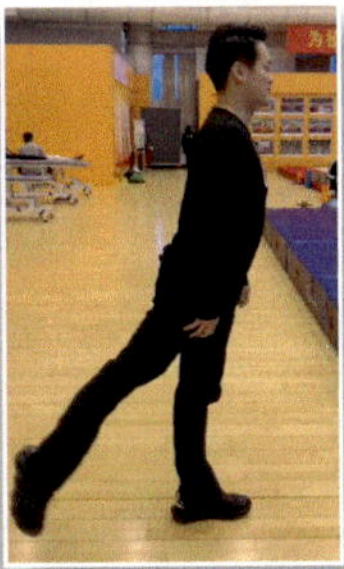

练习五 地面综合

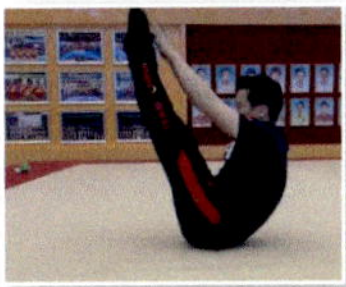
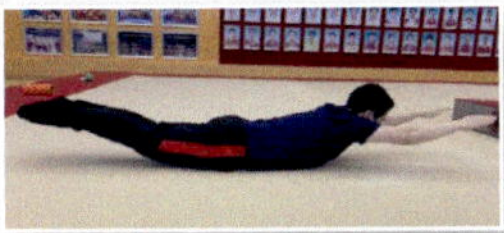
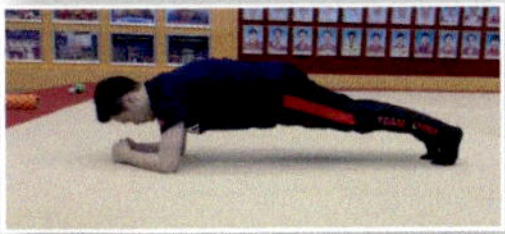
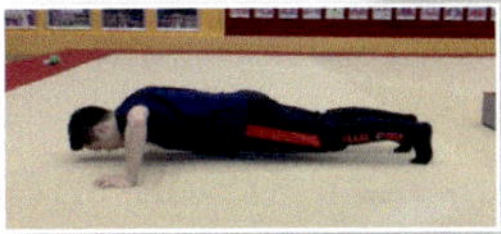

准备动作： 仰卧，双臂上举。

动作方法： ①收腹两头起，尽力直臂直腿，以手触脚；
②俯卧，双臂稍稍上举，背肌用力，两头起；
③平板支撑，前臂支撑，可降低难度，辅以腿部支撑；
④俯卧撑，可以标准式、膝跪式、开腿式、单臂式等多形式练习；
上述练习可根据自己的素质基础调节练习数量，保持动静结合，每 10 ~ 20 次动力性练习后，保持肌肉收缩状态控制 10 ~ 20 秒，重复练习 3 ~ 5 组。

注意事项： 腰腹部收紧；
动作数量依个人情况而定，循序渐进。

健身小贴士

居家时长期久坐容易导致肩颈不适和肠胃疾病，应避免久坐；每隔 40 ～ 60 分钟就应该站起来进行适量运动，如关节操、有氧舞蹈、太极拳等。时疫期间，还应避免长时间低头看手机和玩电脑，应通过科学运动，提高免疫力。

营养小贴士

避免食物过敏

有的人会对某类食物或者食物成分过敏，通常累及呼吸道、皮肤等。疫情当前，如果发生食物过敏，一定是雪上加霜。目前常见的过敏原主要包括：含有麸质的谷物及其制品，如小麦；甲壳纲类动物及其制品，如虾；鱼类及其制品；蛋类及其制品；花生及其制品；豆类及其制品；乳及乳制品，如牛奶；坚果及其果仁类制品，如杏仁。有过敏史的人群购买食物时，一定要仔细阅读配料表及说明。出现过敏的人群一定要及时采用合适的抗过敏药物。

心理健康小贴士

患者家属，定海神针

其实患者家属是承受巨大压力却最容易被忽视的一个群体。既要担心生病的家人，也担心自己被传染。既要承担来自患者救治的压力，又要承担来自社会和方方面面的压力，同时承受双份甚至多份焦虑，自我感觉很无力。因此，对于患者家属建议如下：

1. 如常生活，柔软相处，是给家庭成员的最大心理支持。多谈谈家庭中的生活趣事，照顾患者的情绪。学会倾听，倾听他们的恐慌和焦虑。

2. 如果自己心理压力过重，可适量做些运动，找朋友诉说。不要在患者面前二次传播负面情绪。时常对自己说：“我是家里的定海神针，我不能倒！”

3. 如果心理压力无法疏导，向专业人士求助。

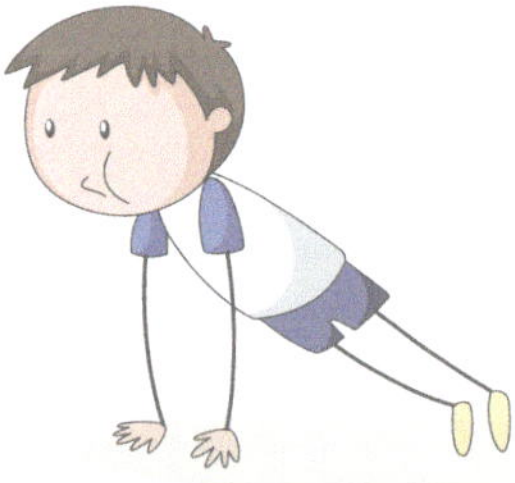

14 暴汗燃脂间歇训练

体育运动对人体心肺功能有刺激作用，可以有效提高人体心血管功能，居家健身也可以试试这种能燃烧卡路里、提高运动表现的方法。暴汗燃脂间歇训练，能让人在气喘吁吁的同时享受运动乐趣，但运动之前必须首先检查自己的身体，确保自己有足够的能力承受运动负荷。

“居家燃烧卡路里”

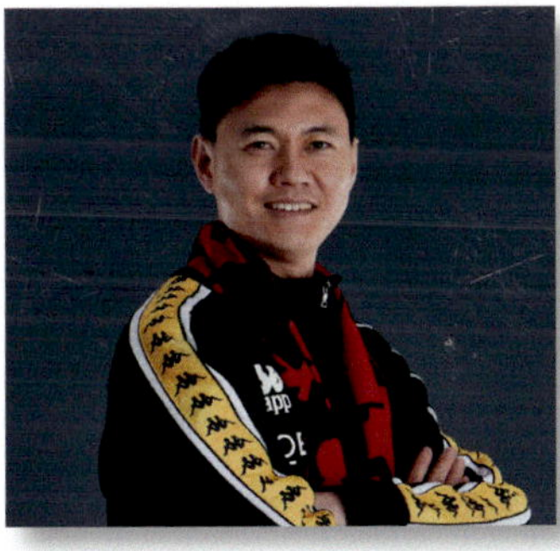

仲满

江苏省击剑队运动员，2008年北京奥运会男子佩剑个人冠军，2009、2013年全运会男子佩剑团体冠军，2017年全运会男子佩剑个人冠军。现任国家击剑队佩剑中方主教练。

请扫二维码
观看动作视频

※ 间歇训练注意事项

间歇训练是指把不同强度的训练内容分成若干组，组间给身体一定恢复时间，通过控制休息时间，在上一组训练尚未恢复之前就开始下一组训练，以此提高心肺耐力的训练方法。间歇训练可以进行较大强度的训练，效果也比持续性训练好得多。初学者应当严格把控间歇时间，可以稍长些，运动时的心率不要超过最高心率的 90%。

1. 训练前一定要做好充分热身活动，刚开始时可以弯曲下肢如髋、膝、踝等动作为热身活动，待身体适应后再加大动作幅度。

2. 不可强求，不要强迫自己完成全部的锻炼内容，运动过程中如有不适，应停止运动，进行检查。

3. 循序渐进，可以从 2 ~ 3 个动作开始，待身体适应后逐渐增加动作。

4. 高强度训练易采用间歇方式进行，每跳跃 1 ~ 2 组，以踏步、伸展来调节呼吸，动作间歇 10 ~ 20 秒，组间间歇 30 秒左右。

练习一 纵跳

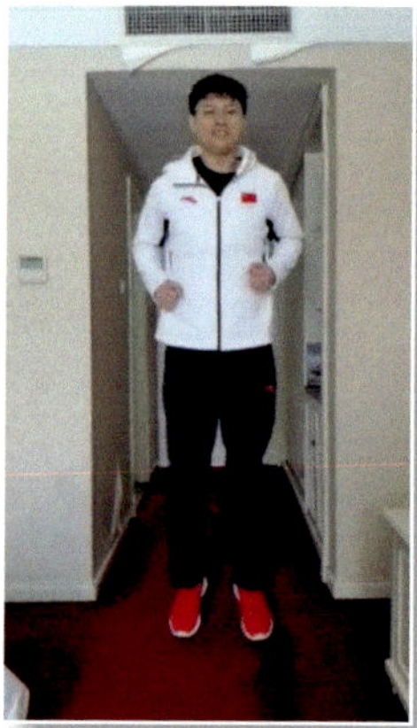

动作方法： 原地纵跳，双臂随之自然摆动；
可逐渐转变为向前、后、左、右多方向的并腿跳，由 3 ~ 5 次逐渐增加数量，或者一拍一动，4 个八拍为一组；
亦可改变手臂姿势，如上举、侧平举、摆动、绕环等。

注意事项： 核心部位收紧；
髋、膝、踝关节有节律地屈伸、发力、缓冲。

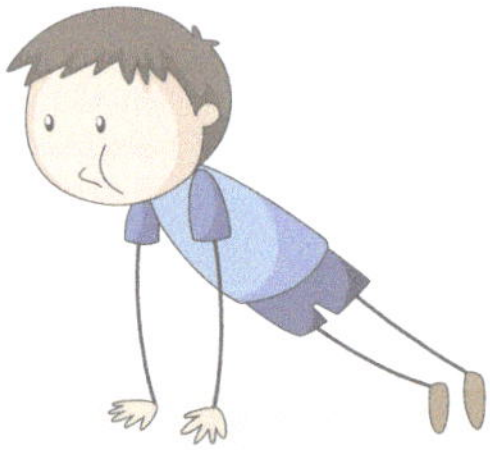

练习二 点跳

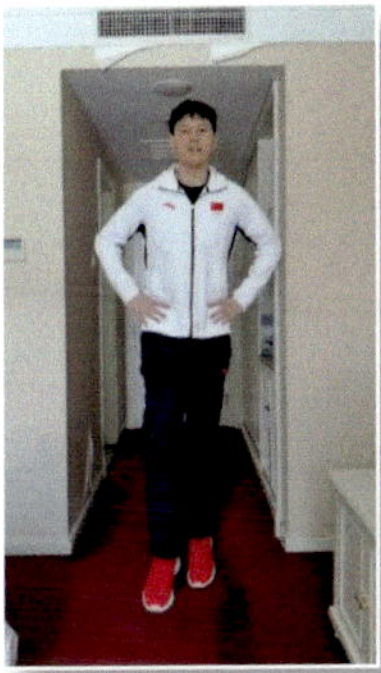
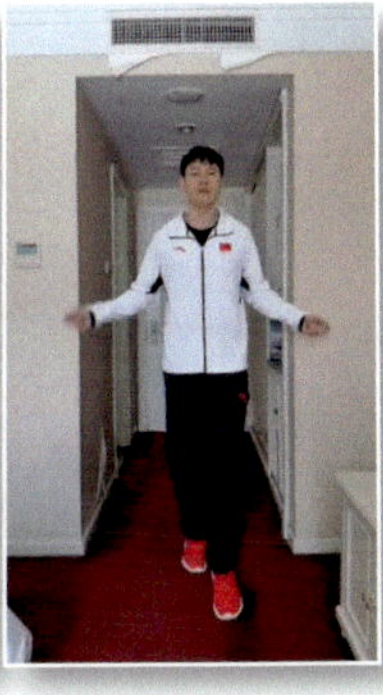

动作方法： 双手叉腰，左右腿轮流前点地小跳，一拍一换或两拍一换，连续跳动 10 ～ 30 秒；
腿部亦可向侧或后方向跳动，待适应后增加手臂动作，如摇绳动作。

注意事项： 收腹提气，点地轻巧。

练习三 弹踢跳

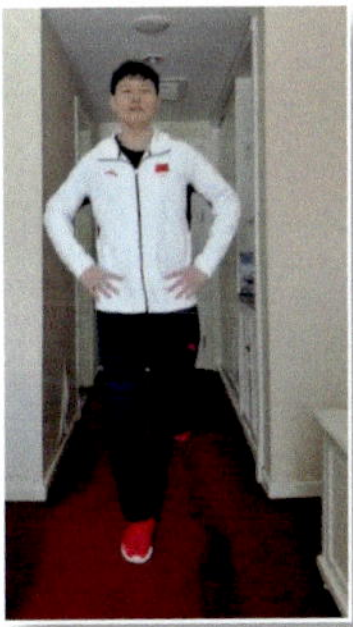
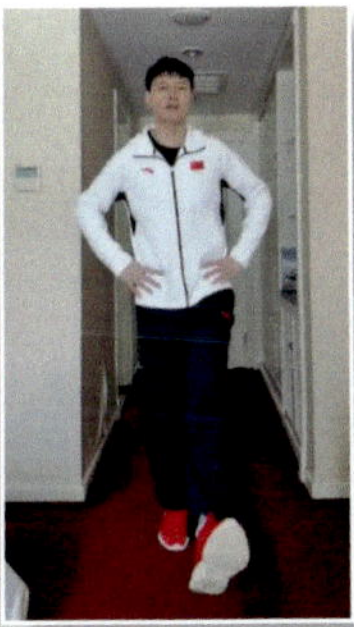

动作方法： 双手叉腰，一腿原地颠跳，另一腿由后屈向前弹踢，可以一条腿连续做，也可以左右交替进行，腿可向任意方向弹踢，连续弹踢 10 ～ 30 秒。

注意事项： 核心收紧，弹踢腿适当控制用力，不松弛。

练习四 后踢腿跳

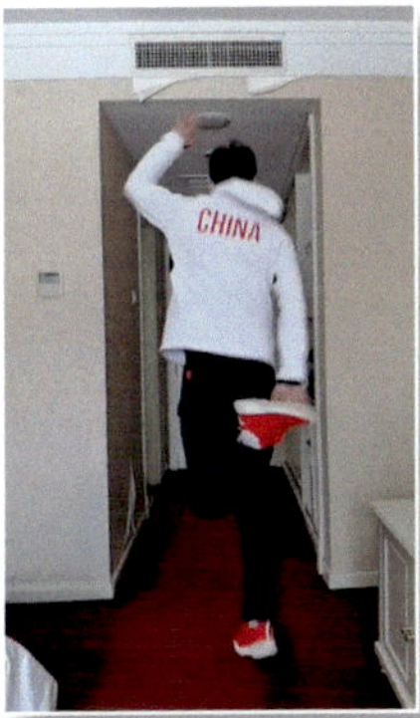

动作方法： 以左腿为例，右腿小跳，左腿后屈内收，右手尽力去触脚，增加动作幅度，可一拍一动，也可两拍一动，连续踢跳 10 ～ 30 秒；
待适应后打开双臂，一上一下，增加动作难度。

注意事项： 注意周围环境，居家练习，保持安全距离。

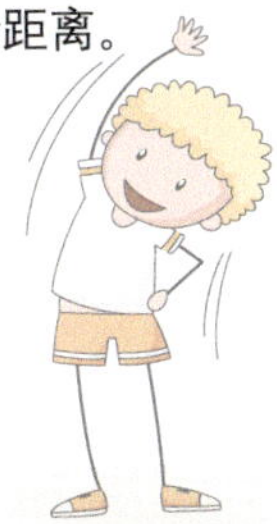

练习五 弓步跳

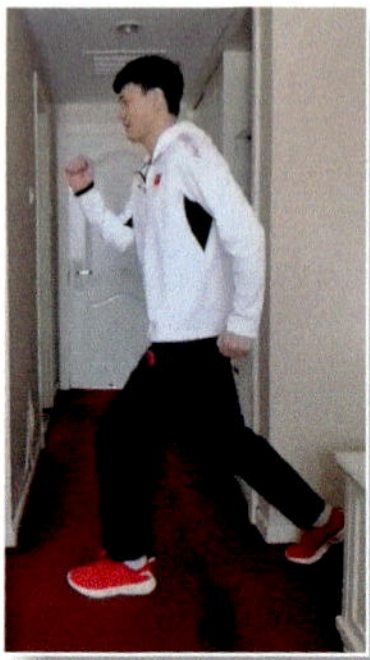

动作方法： 跳起成前后弓步，双臂自然摆动，连续跳动 10 ～ 30 秒；
练习者可根据自身情况调节开步的大小与动作速度。

注意事项： 弓步跳时前腿膝盖不要超过脚尖，后腿尽力蹬直。

练习六 后摆腿跳

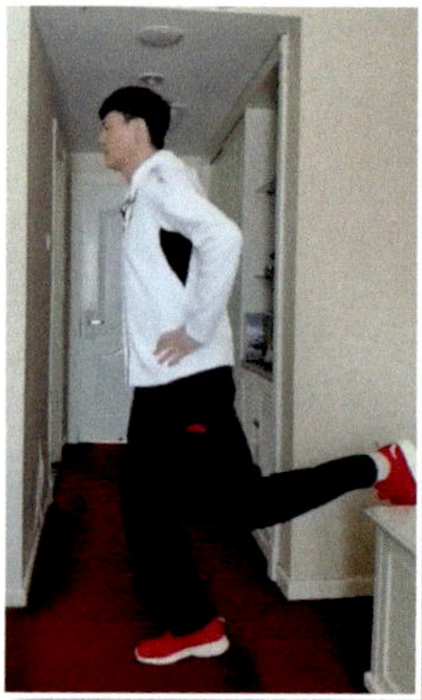

动作方法： 双手叉腰，单腿向后摆动小跳，可一条腿连续跳动，也可左右交替进行，连续跳动 10 ～ 30 秒。

注意事项： 身体核心部位收紧，上体稍向前倾，重心放在主力腿上。

练习七 吸腿跳

动作方法： 单腿向上提膝，高抬腿跳，双臂可向上冲出，以增加运动负荷，可连续单腿跳，也可左右交替进行，连续跳动 10 ～ 30 秒。

注意事项： 身体直立，收腹立腰；
抬腿幅度视个人运动素质而异。

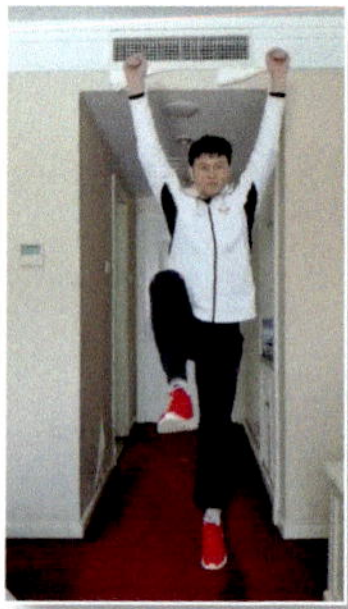

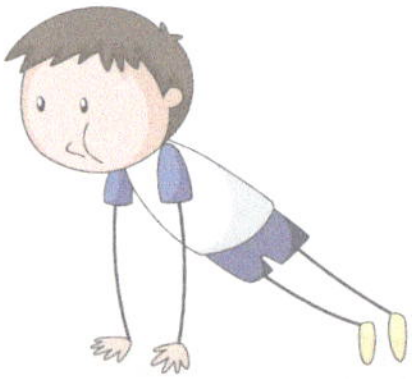

练习八 立卧撑跳

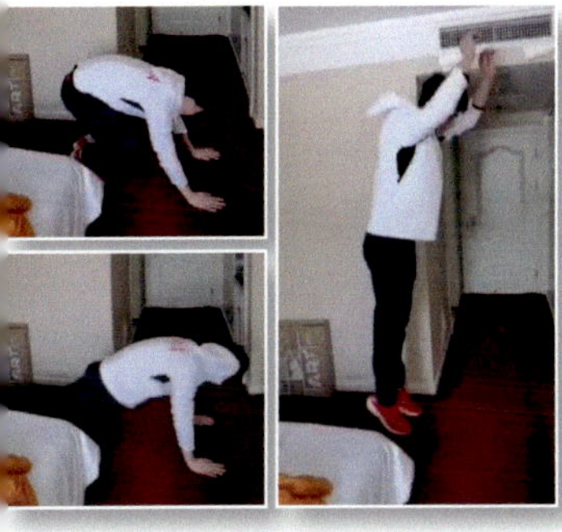

动作方法： 下蹲，双手撑地，双腿向后小跳成俯撑姿势—双脚蹬地前收成蹲姿—站立起跳，重复练习 10 ~ 30 秒。

注意事项： 该练习运动强度较大，练习者量力而行；
俯撑时腰腹收紧，不要塌腰或弓背；
身体重心稍向前移，手掌起到支撑作用。

练习九 调吸整理

动作方法： 调吸，左右侧并步，双臂侧摆；
吸气向左迈步成开立姿势，双臂由下向侧打开，至头上交叉；
呼气，放下手臂，收腿并拢；
重复练习 5 ~ 8 遍。

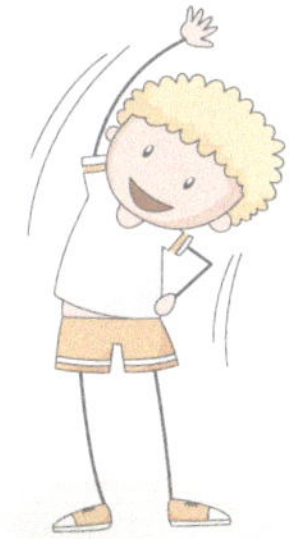

注意事项： 该动作可以在每个跳步动作的间歇时间做。

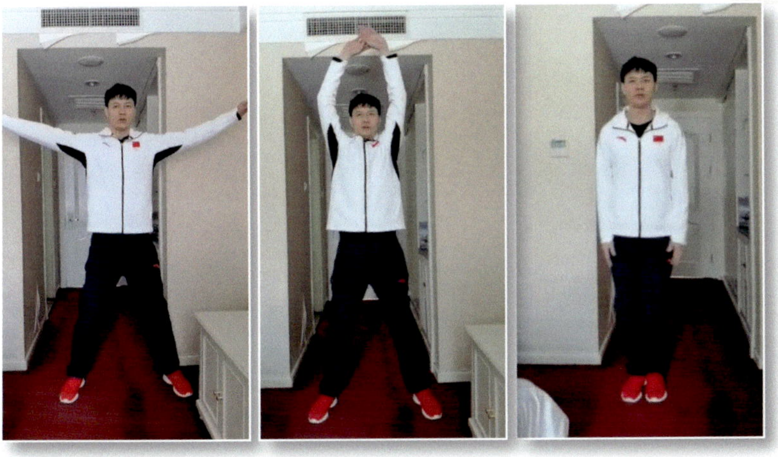

健身小贴士

自我监督是指练习者在锻炼时，对身体健康和功能状况进行自我观察的一种方法。具体来讲就是通过对练习者自身的形态、结构、机能素质和健康状况等属性或特征的定性化和定量化检查与评价方法。

自我监督包括自我感觉、自我监测和自我评价三个方面。自我感觉包括一般感觉、训练心情、不良感觉、睡眠、食欲、排汗量及疲劳程度等；自我监测可通过测量脉搏、体重、体脂厚度、身高、体围、血压和肺活量等观察身体的变化。通过自我感觉和监测，结合近阶段的锻炼情况进行客观评价，有利于及时了解自身的身体状况，进行科学有效的锻炼。

营养小贴士

室内健身过程中膳食营养补充

疫情当前，建议每人每天都要采用合适的方式，保证一定的运动量，从而增强体质，抵抗病毒。大部分人只能在自家室内运动，室内运动最大的环境特点是空间小、密闭性强、空气流通不畅，同样的运动量和强度，室内运动更容易排汗，体液丢失更快，容易疲劳。因此建议运动前半小时适量补150毫升左右的水，增加机体水储备，运动间隙也要注意水的补充，运动后尽快补水。如果运动时间较长，如1小时以上，强度较大，可以补充运动饮料。在室内从事力量训练的人群，可以适当增加富含蛋白质食物的补充，如牛肉、鱼、虾等。所有运动的人群都应该保持正常饮食，合理选用运动补充剂。

心理健康小贴士

“闭关修行”，心理强大不惧冷暖

将现阶段的“居家隔离”戏称为“闭关修行”，是对自己负责、对社会负责，以实际行动支持抗疫的行为，但长时间的居家隔离是对日常工作生活方式平衡性的一种破坏，容易引起身心方面的诸多不适。因此，“闭关修行”期间的建议如下：

1. 陪伴家人，补上亲情作业。平时的纷劳让人们忽略了家人，可以利用这个特殊的假期弥补回来。删繁就简，认认真真陪伴家人，找回平时无暇享受的天伦之乐。因隔离原因不能见面的，也可以通过电话、视频的方式畅快沟通。适度地倾诉情感、同理接纳都是维系感情和心理健康不可缺少的东西。

2. 与自我内心的深层沟通。可以尝试静思、正念内观、自我对话、心理绘画、心灵舞蹈、表达艺术等方法，向内审视觉察自我，更多地了解与倾听自己深层的心灵动态，有助于缓解情绪困扰，获得更深层的意义感。

3. 适度健身娱乐。通过饮食、运动和规律作息调理身体，提升身体素质，提高抵抗力；开展一些适合自己和家人的娱乐活动，如棋牌游戏、亲子游戏等，达到身心和谐放松的良好状态。

越是在非常时期越要先照顾好稳定好自己，才能照顾身边的人，也才能服务社会。

后记

这注定是一个不平凡的春节，突如其来的新型冠状病毒还在肆虐，打乱了全国亿万人的平静生活。人民群众响应号召“居家防疫”，最大限度隔断疫情传播。

本想“宅在家里，耗死病毒”，可躺久了肌肉松软、坐久了腰酸背疼、电脑用久了肩颈僵硬、游戏玩久了头昏眼花。如何使“宅家”更积极，如何提高免疫力、增强抵抗力、增加面对疫情的勇气与能力？看着已然杖朝之年却依旧健硕挺拔的钟南山院士，我们更加确信科学合理的体育活动无疑是最佳选择——“Exercise is Medicine（运动是良药）！”。国家体育总局发布了《关于大力推广居家科学健身方法的通知》，积极倡导居家科学健身，在这场“战疫”中体育人必须行动起来。

时间不等人，医生与病毒赛跑，我们与健康共进。为满足疫情防控期间群众健身需求，体育人的迅速反应力与强大的应激能力体现出来。大年三十，南体表演系“铁三角”开始策划；大年初三，南体啦啦操队微信公众号发出第一期“病毒快走开，南体带你动起来”的居家健身小组合。公众号文章一经推出，反响超乎预期，反映出社会迫切需要简单实效、缓解焦虑、提高免疫力的健身指导。这也给予我们极大的鼓舞和信心，激励我们继续做下去。

面对疫情，我们是渺小的；面对庞大的社会需求，我们需要更高的平台。世界冠军是强者的声音，代表专业的引领。

南京体育学院“学训研”三位一体模式的优势，在设计与推广“居家”科学健身活动中充分显现。健身专家设计动作、指导训练，教授、博士组织文本；奥运冠军、世界冠军们亲自操练、示范；营养专家、心理专家纷纷给出居家健身防疫建议。武术与艺术学院、运动健康学院、运动训练学院、科研处、党办宣传部、图文信息中心等机关部门一条龙响应；杨国庆校长更是亲自发动、组织、协调联系。一期期图文并茂、简单易练、实用有趣、承载着南体人家国情怀的篇章诞生了。“世界冠军与您一起健身防疫”，让冠军的力量引领大众，力求丰富人们文化生活、引导人们加强科学锻炼，非常时期尤显南体人精诚合作，团结一致。

短短 9 天时间，从策划、撰文、沟通，到录制、剪辑、后期制作……这么短时间，“闭关”在家能做出这样的作品，完全得益于平时的积累。世界冠军们十年如一日艰苦训练造就的良好运动基础和快速响应能力；南京体院科研团队发挥各自专长，从动作设计、图文解析、运动负荷安排，到健身、营养、心理健康三个版块小贴士的设计，理论指导实践，本着简单易学、方便操作、适合家居的原则，运用徒手、借助身边的小物件（水瓶、绳子）、普通家具（地毯、桌、椅）等，创编单人、双人配合动作，还特别设计了亲子互动健身环节，形式多样、灵活机动，无不渗透着设计者的良苦用心。学校领导的关切与重视，同事间信任与通力合作，关键时刻南体人拿出勇气、众志成城。

一天一期，14 期，也是隔离周期的天数。曾经为国争光的世界冠军，也是普通人，也为人妻、为人父，为人民群众提供科学健身指导，带领大家强身健体的同时，营造和谐有趣的家庭氛围，增进幸福感，感谢冠军们奉献的专业与爱心。

使命感与荣誉感，专业与敬业，是冠军们给我最大的感受。面对突如其来的任务，小将张阔“感谢南体对我的信任”“就交给我吧”，朴素的语言体现的是年轻单跳世界冠军的责任与担当。黄旭带着堯堯，骆晓娟带着小馒头，有爱的亲情互动，陪伴孩子共同成长，让我们见识到赛场外冠军们充满温情的另一面。冀方新、周丹冠军伉俪，双人配合健身互动，让人倍感家的温馨。路海松、顾笑让我深深体会到世界冠军超强的领悟力与反应力。依然奋战在备战东京奥运会岗位上的仲满、陆春龙、许安琪，利用训练间隙，为大家录制视频；陈若琳、王适娴、成淑，从服装选配到拍摄角度不厌其烦。当然，还有赵杰，我的先生，每次艰难的时刻，他总是义无反顾给我绝对的支持，谢谢！还有幕后帮忙拍照、摄像的冠军们的家人、朋友，是他们使得这次拍摄任务圆满完成，谢谢！

感谢提供无私帮助的武术与艺术学院的领导和老师们：支川院长、叶瑛副院长、孙永武、王连睿、陈芳、冷传奇、张道鑫、周靖弦，运动健康学院的王猛书记、李靖教授，江苏花游队王芳教练，还有南京邮电大学的赵晓靓等好多热心的老师、朋友们，感谢他们从始至终给予我们真诚的帮助。

尤其要感谢我的团队，吴平平博士、陈琛老师和席瑞阳老师，虽然远隔千里，又处时疫氤氲，共同度过的不眠之夜，为原本无聊的“宅”生活平添了不少乐趣，我们是“招之即来，来之能战，战之能胜”的铿锵四人组。感谢刘靖博士、白宝丰副教授和吕园欣副教授的专业把持和精诚合作。还有能干、可爱的张毅和徐媛媛，你们配音、剪辑为作品添色不少，年轻的朝气使我们的团队充满活力。

由衷感谢人民体育出版社的大力支持与帮助，是编辑们夜以继日的辛勤劳动才使得本书能如此快速与大家见面。

面对疫情，体育人虽然不能解决医疗中的具体问题，但求能为社会做一些有益的事情。希望能够帮助人们在居家期间获得实用有效、简便宜行的锻炼方法，养成坚持锻炼的习惯，从而增强体质，提高免疫力，改善精神状况，降低感染风险。团结、拼搏、永不言弃本就是体育精神的一部分，发挥体育的力量，我们不断努力。

“纸上得来终觉浅，绝知此事要躬行。”体育需要身体力行，让我们在冠军的引领下一起动起来，激活免疫力量吧！

天佑中华！武汉加油！

江山

2020 年 2 月 9 日